针灸美容图解

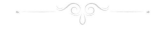

主 编 郭长青 郭 妍

U0286320

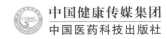

中国健康传媒集团
中国医药科技出版社

内 容 提 要

　　本书是北京中医药大学针灸学院专家集三十多年经验所成，全书分为六章，第一章介绍中医针灸对美容的认识，第二章介绍美容针灸腧穴，第三章介绍美容针灸方法，第四章介绍保健针灸美容，第五、六章介绍损容性病症治疗。本书有较高的学术水平和临床参考价值。本书主要适宜从事中医、针灸临床、教学、科研工作的人员及中医爱好者，具有一定的参考价值。

图书在版编目（CIP）数据

　　针灸美容图解 / 郭长青，郭妍主编 . — 北京：中国医药科技出版社，2020.7
（2024.10重印） ISBN 978-7-5214-1858-3

　　Ⅰ . ①针…　Ⅱ . ①郭… ②郭…　Ⅲ . ①美容—针灸疗法—图解

Ⅳ . ① R246.7-64

　　中国版本图书馆 CIP 数据核字（2020）第 093958 号

美术编辑　陈君杞

版式设计　也　在

出版　**中国健康传媒集团** | 中国医药科技出版社

地址　北京市海淀区文慧园北路甲 22 号

邮编　100082

电话　发行：010-62227427　邮购：010-62236938

网址　www.cmstp.com

规格　710×1000mm $^1/_{16}$

印张　16 $^3/_4$

字数　298 千字

版次　2020 年 7 月第 1 版

印次　2024 年 10 月第 3 次印刷

印刷　河北环京美印刷有限公司

经销　全国各地新华书店

书号　ISBN 978-7-5214-1858-3

定价　59.00 元

获取新书信息、投稿、为图书纠错，请扫码联系我们。

编 委 会

前　言

　　针灸学是中医学的重要组成部分，在中华民族的生存过程中发挥着重要作用，现在又成为世界医学的一部分。随着人民生活水平的提高，人们渴望漂亮美丽，因此研究美容是医学领域的重大课题，针灸在美容方面有其突出疗效，运用针灸进行美容，是重要的美容方法之一。它操作简便，安全可靠又无任何副作用，因而普遍受到人们的欢迎。但是现在市场上缺少全面权威的美容针灸图书，因此《针灸美容图解》的出版具有重要意义。

　　针灸美容就是从中医学的整体观念出发，以针灸方法为手段，通过对局部皮肤及穴位的刺激，以养护皮肤、美化容颜、延缓衰老、治疗面部皮肤病为目的的一种方法。针灸美容是通过针灸的养生保健和治疗影响美容的相关疾病两方面发挥作用的。用针灸方法疏通经络，行气以活血，维持人体各部分功能活动的协调和相对平衡，使人体气机升降出入有序。而气机是气的根本运动形式，气机正常，人的生命活动就正常。中医认为，五脏藏精而不泻，六腑传导而不藏，通过经络、穴位调理脏腑功能，做到收藏有节，使精血各有所藏，精足而养，才能精足而化气。中医理论把颜面气色、性格情志和脏腑功能作为一个整体来看待，即面色本身可以反映人体脏腑功能以及性格特征，这也是中医针灸用于驻颜美容的深刻原理所在。通过刺激面部经络腧穴，可以使局部组胺和乙酰胆碱等神经递质增加，刺激血管扩张，促进血液循环、淋巴循环，增加局部营养供应，进而为皮肤各层组织补充充足的营养和水分，达到祛病养颜、保健美容的效果。针刺还能促进局部肌肉收缩、增强肌肉弹性、预防肌肉松弛，用于防治皱纹。同时针刺对于皮肤的状态具有双向调节作用，通过神经的调节，既能抑制皮脂腺分泌减少皮肤油腻，又可以促进油脂分泌防止皮肤干燥，使皮肤处于健康、正常的生理状态。由于作者水平有限，本书难免有不当之处，请各位批评指正。

郭长青

2019 年 12 月

目　录

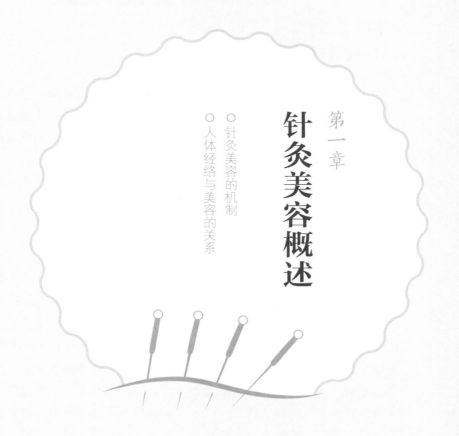

第一章

针灸美容概述

○ 针灸美容的机制
○ 人体经络与美容的关系

第一节　针灸美容的机制

一、针灸美容的原理

人体经络沟通脏腑、皮肉筋骨、五官九窍、四肢百骸，使其成为统一的整体。同时经络系统运行气血，营养周身，维持人体正常生理活动，保持身体健康。而当人体发生病变时，经络就成为传递病邪和反应病变的途径，可能引起损美性疾病。此时刺激相关经络的穴位，疏通经气，祛除病邪，调节脏腑功能，恢复人体阴阳平衡，消除损美性因素，达到保健美容的目的。针灸有调和阴阳、扶正祛邪、疏通经络的作用。

调和阴阳

正常的情况下，人体保持着阴阳相对平衡，如果阴阳的平衡遭到破坏，就会发生偏盛偏衰，而导致损美性疾病的发生。针灸可以根据证候的属性来调节阴阳的偏盛偏衰，使机体恢复阴阳的平衡，对损美性疾病达到治疗目的。针灸调和阴阳的作用，基本上是通过经络、腧穴配伍和腧穴刺激方法不同来完成的。

扶正祛邪

损美性疾病的发生、发展及其转归的过程，是正气与邪气相互斗争的结果。如果正气旺盛，邪气就不足以致病。假使正气虚弱，邪气就会乘虚侵入而致病。如正气不足，络脉空虚，风寒、风热之邪，侵袭面部筋脉，以致气血阻滞，肌肉纵缓不收而成面瘫。针灸可以通过祛风散寒或清热，扶正通络，而达到治疗目的。针灸治疗损美性疾病，就在于能够发挥其扶正祛邪的作用。

疏通经络

人体的经络组成了气血循环的通道，它们"内溉脏腑，外濡腠理"，维持着正常的生理功能。如果外邪侵袭经络、外伤损伤经络或由其他致病因素导致经络阻塞，气血运行不畅，造成人体气血不和，就会产生损美性疾患。针灸可以"通其经络，调其气血"，排除病理因素，治愈损美性疾病。

二、针灸美容的基本治法

针灸美容的治法原则不离"实则泻之，虚则补之，寒则热之，热则寒之"的治法总纲，但又有其自身的特点。损美性疾病的致病因素主要以风、火（热）、湿、毒、瘀、虚为主。针对其病因并结合临床实践我们总结出了疏散、清利、调理、补益四种基本治法。

疏散法

本法是一种以针浅刺皮肤的方法。风、热之邪在浅表的皮毛部，用浮浅的刺法来疏风散热，驱除外邪。本法源于《灵枢·官针》篇"五刺法"中的"半刺法"，其操作要点是："浅内而疾发针，无针伤肉，如拔毛状，以取皮气。"即进针半途而止，勿深入，浅刺于皮内，进针浅，出针快，而不针伤肌肉。如同拔毛一样，只出于皮肤之中。

本法常用针具为美容针、皮肤针等，多用于治疗皮肤损美性疾患，美容针多用于面部。

清利法

是类似透天凉的一种美容针刺方法，用之可清利外邪，常取穴位如大椎、十宣、曲池、阴陵泉等。本法以泻法为主，刺激量较大，其操作要点是：乘病人吸气时进针，入皮后，重提轻插，力求较强针感；捻针时拇指向后用力重而疾，拇指向前用力轻而缓；留针时间长，并在留针过程中反复加强手法捻运；乘病人呼气时出针，出针时摇大针孔，出针后不按针孔。留针守气时不再运针，到时即取。同时穴部或患部可运用点刺或皮肤针扣刺加拔罐法放血。

本法多用于治疗因湿、热、毒引起的损美性疾患。适用于体质较好的患者。

调理法

是以针刺平补平泻手法为主而形成的一种美容针刺方法。用之可平衡阴阳、内调脏腑，从整体上调整人体使之趋于平衡状态，从而达到体健、体美。常用穴位如合谷、太冲、三阴交、足三里等。本法以平补平泻法为主，刺激量较清利法稍弱。其操作要点是：在进针"得气"的基础上，再运用徐入徐出的均匀地提插捻针的手法，提插次数宜为10~20次。而后留针守气，守气时，针体均匀捻转10~20次，待针有沉滞感时为佳，不再行手法，留针到时即取。

本法适用于气血瘀滞、虚实不明显或虚实兼而有之的损美性疾病。

补益法

补益法是类似烧山火的一种美容针灸治法。用之可补益脏腑气血之不足，养颜驻容，延缓衰老。常用穴位有三阴交、足三里、血海、气海、背俞穴等。其操作要点是：乘病人呼气时进针，入皮后进针速度减慢，缓缓地捻转进针；行针时用力于针尖，重插轻提；捻针时，拇指向后用力轻而缓，拇指向前用力重而疾；留针时间较短或不留针；乘病人吸气时出针，出针时快而轻，出针后急按揉针孔。此外还可在针上加灸，或直接熏灸或隔药灸穴部。

本法适用于久病或各种虚证引起的损美性疾病。

以上四法基本概括了美容美体的常用治法，其治疗各有侧重。但在损美性疾病发病过程中往往是两个或两个以上病因引起，因此可根据临床实际情况灵活运用，如几种方法结合使用，另外，也可探寻其他较适合的方法。只要掌握辨证论治这一总则，通过不断实践，针灸美容美体的治法会更加丰富和完善。

三、针灸美容的特点

针灸美容与其他美容方法相比具有以下特点：

简便易行，经济安全

针灸美容不需要投入大量资金购置器械设备，适用于大、中、小各级医院，操作方法简单易学，安全可靠，对人体无不良作用。特别是目前逐渐发展起来的磁疗、激光针等更是简便安全，易于推广。

标本兼治，疗效可靠

针灸美容是通过经络的作用，调节脏腑阴阳平衡，既可在局部施术，又可针对病因辨证施治，从而达到标本兼治的目的。如冲任不调型痤疮，在面部皮损部围刺可祛脂、消炎，针三阴交、血海、太冲又可调理冲任，二者结合可以提高疗效、控制复发。针灸美容是中医整体观念的体现，它以脏腑、经络、气血为基础，从整体着手，因而具有疗效好且持久、稳定的特点。

针灸独特的调整作用，同一穴位，针之可补不足而泻有余。对于脏腑、经络、气血具有调理平衡的作用，可增强机体抗病能力，平衡阴阳、气血，促进身体康复，对正常人则可强身健体，达到"正气存内，邪不可干"的境界，同时也可美化形体。

针灸疗法是我国中医学的瑰宝，它作为一种美容美体方法有着其他方法不可取代的优势。在美容医学越来越发展的今天，针灸美容美体以其独特的作用及良好的疗效必将在美化人们的生活中发挥更重要的作用。

第二节　人体经络与美容的关系

一、形神与经络

形体主要从肌肉虚实松紧、体重诊断，与脾脏关系密切。

肥胖

超过标准体重 10%~20% 以上。有虚实、寒热之分。

热证、实证：因于脾胃积热、湿热，摄入过多。多见于青少年。表现为肌肉结实，食欲亢进，大便秘结，口臭体臭，舌红苔黄，脉象有力。

虚证、寒证：因于脾虚湿盛、脾肾阳虚，代谢滞缓。多见于中老年或素体气虚阳虚之人。表现为肌肉松弛虚软下坠，腹胀纳少，大便溏或便难，舌体胖大色淡，舌苔白厚，脉沉细。

瘦削

低于标准体重的 10% 以上。

胃火炽盛：肌肉结实，食欲亢进，便秘溺黄，口臭口疮，舌红苔黄，脉象有力。

脾胃虚弱：肌肉松软，形体瘦弱无力，容易疲劳、感冒，面色㿠白，舌淡，脉弱。

阴虚火旺：肌肉结实，动作敏捷，精力旺盛，容易早衰，舌小色红苔少，脉细数。

神就是情绪背景、七情活动、外在表现出的生命活力。往往通过目光眼神、面色、感觉反应、声息等现于外。

神气旺	目光有神，面有光泽，七情适度自然，反应敏捷，体态自如。	神气虚	即神气失养。可见目光无神，面色不华，少气懒言，疲惫倦怠，动作无力。血虚则伴有萎黄、口唇色淡、心悸失眠健忘、月经量少色淡。气虚则伴有面色㿠白、少气懒言、少食腹胀、容易感冒。阳虚则伴有面色㿠白、四肢不温、腹泻，经常腹部冷痛。
神气昏	即神气被蒙。多因气血壅滞，痰湿内盛。	神气躁	即神气被扰。可见烦躁不安，心绪不宁，情绪波动，失眠。"无热不生烦"。虚热常见于阴虚火旺（肝肾、肺肾、心肾），可见五心烦热，颧红唇红，形体瘦削，舌体瘦小而红，少苔，脉象细数。实热常见于中上焦积热（脾胃、肺胃、心肝），可见形体健硕，体臭口臭，舌红苔黄，脉数有力。

形神就是与脏腑相通的"五华""五体""五窍"以及精神情绪，是美容的对象。形神与脏腑联系的桥梁是经络，其营养也来自于经络输送的气血。调治于内而美于外，是中医美容最重要的出发点。刺激经络腧穴从而调节脏腑气血功能是针灸美容很重要的思路和方法。

二、气血与经络

气血是形神美容的物质基础。正像阳光雨露和花的关系，雨露使花朵娇嫩滋润，阳光使花朵生意盎然；血使形神得到濡养，气使形神充满生机。

面色红润在中国人不论肤色的深浅，是脾胃健运，气血充盈又畅达的表现，是健美的肤色，尤其光润更为重要。面色红润油腻，油光满面常反映脾胃积热或脾胃湿热。面色㿠白说明阳虚、气虚、血虚。面色萎黄多见于心脾血虚、脾胃虚弱、脾虚湿盛。面色晦暗，缺乏光泽见于以下几种情况：情绪压抑抑郁、皮肤清洁不佳、慢性消耗性疾病、性病潜伏期、瘀血内存。面色黑多是日晒、皮肤黑变病、心肾疾患引起，但是日晒当有光泽，皮肤黑变病多局限于颈部以上，心肾疾患则伴有其他较严重的症状。

气血正常发挥功能需要两个基本条件：一是充盈，不能虚；二是畅通，不能滞。通过刺激经络、腧穴，一可调理所属相关脏腑，提高脏腑功能，使气血化源充足；二可在局部直接畅通气血，促进循环，改善代谢。这样能使形神得到充分的营养，透出生机。因此，经络美容的特点可以说是"以动为要，动中求美"，"动"就是气血在充盈基础上的畅通，即良好的循环和代谢。这是经络美容的基本原理。

三、头面与经络

头面部是美容的中心。它涉及神采、眼神、面色、皮肤、头发、口唇，神采奕奕、目光有神、面色红润、皮肤光泽、毛发茂密、口唇润泽都需要清阳上升、气血濡养，而清阳、气血上达头面须经络畅通。

头面部损美性疾病的治疗很适合经络疗法，因为：

（1）十二经脉的"别行正经"十二经别均上行于头面。

（2）六阳经正经直接起于或止于头面。

（3）头面部的"五华""五官"与五脏通过经络联络。

四、皮肤与皮部

皮肤是美容师最关注的部分，皮肤美容在美容中占有很大的比例，健康的皮肤是美容的基础，护肤化妆只是锦上添花。从皮肤本身极为丰富的血脉分布就知道其离不了气血的营养。

皮肤的性质可分为以下 4 种

中性皮肤　特征：毛孔、皮纹细腻，红润光泽，饱满弹性好，厚薄适中，抵抗力强。

辨证：阴阳平和，身体此康。气阴两虚、气虚阳虚之人在青少年时期也可呈现中性皮肤，但是到青年后期或中年则皮肤会有较大变化。

干性皮肤　特征：毛孔、皮纹细腻，皮肤薄而干燥，缺乏光泽，容易松弛、皱纹、早衰。

辨证：气阴两虚、气血虚弱、肝肾不足、瘀血内存。

油性皮肤　　特征：皮肤油腻，毛孔粗大，皮肤厚而粗糙，容易生痤疮。

辨证：脾胃健运、脾胃积热、痰湿壅盛、阴虚火旺、肝气郁结。

敏感性皮肤　　特征：对多种化妆品过敏，皮肤粗糙，血管显露，或油腻或干燥，脱屑，常有刺痒、灼热之感。

辨证：胃肠积滞，血虚风燥，瘀血内阻，阴虚内热。

　　皮部是体表皮肤按经络所属的分区，将十二经脉及其络脉的分布部位划分为十二皮部，手足经上下相合又称为六经皮部，是皮肤（皮部）–络脉–经脉–脏腑体系的最外层，脏腑所产生的气血就是通过这一体系一步步输送到皮肤的。经络美容的按摩、浅刺、皮肤针、刮痧、敷贴、拔罐等方法都离不开皮部，是对皮部概念的实际应用。

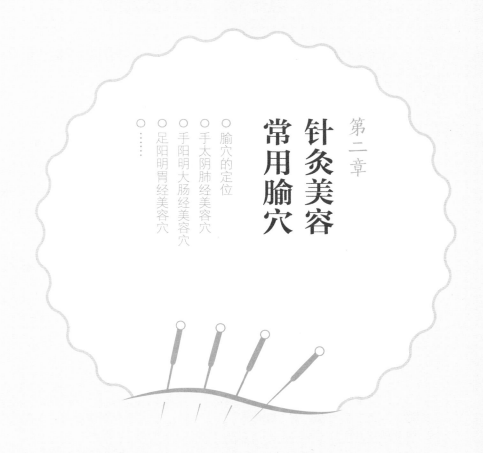

第二章

针灸美容
常用腧穴

○ 腧穴的定位
○ 手太阴肺经美容穴
○ 手阳明大肠经美容穴
○ 足阳明胃经美容穴
○ ……

第一节 腧穴的定位

常用的定位法，有骨度分寸法、体表标志法、手指比量法和简易取穴法四种。

一、骨度分寸法

骨度分寸法，古称"骨度法"，即以骨节为主要标志测量周身各部的大小、长短，并依其比例折算成尺寸作为定穴标准的方法。此法最早见于《灵枢·骨度》。现代常用骨度分寸（图 2-1-1、图 2-1-2、图 2-1-3）是根据《灵枢·骨度》，并在长期医疗实践中经过修改和补充而来的（表 2-1-1）。

表 2-1-1 常用骨度表

部位	起止点	折量分寸	度量法	说明
头部	前发际至后发际（图 2-1-2）	12 寸	直寸	如前后发际不明，从眉心至大椎穴作 18 寸，眉心至前发际 3 寸，大椎穴至后发际 3 寸
	前额两发角之间	9 寸	直寸	
	耳后两完骨（乳突）之间（图 2-1-3）	9 寸	直寸	用于量头部的横寸
胸腹部	天突至歧骨（胸剑联合）	9 寸	直寸	胸部与胁肋取穴直寸，一般根据肋骨计算，每肋骨折作 1.6 寸（天突穴至璇玑穴可作 1 寸，璇玑穴到中庭穴，各穴间可作 1.6 寸计算）
	歧骨至脐中	8 寸	直寸	
	脐中至横骨上廉（耻骨联合上缘）	5 寸	直寸	
	两乳头之间	8 寸	直寸	胸腹部取穴横寸，可根据两乳头间的距离折算，女性可用锁骨中线代替。横骨长度为少腹的腹股沟毛际部横量的标志
	横骨（耻骨）长	8 寸	直寸	
背腰部	大椎以下至尾骶	21 椎	直寸	背腰部腧穴以脊椎棘突作为标志，作定位的依据
身侧部	腋以下至季胁	12 寸	直寸	季胁指第 11 肋端
	季胁以下至髀枢	9 寸	直寸	髀枢指股骨大转子
上肢部	腋前纹头（腋前皱襞）至肘横纹	9 寸	直寸	用于手三阴、手三阳经的骨度分寸
	肘横纹至腕横纹	12 寸	直寸	

部位	起止点	折量分寸	度量法	说　明
下肢部	横骨上廉至内辅骨上廉	18寸	直寸	用于足三阴经的骨度分寸
	内辅骨下廉至内踝尖	13寸	直寸	
	髀枢至膝中	19寸	直寸	用于足三阳经的骨度分寸。臀横纹至膝中，可作14寸折量。膝中的水平线，前平膝盖下缘，后平膝弯横纹，屈膝时可平犊鼻穴
	膝中至外踝尖	16寸	直寸	
	外踝尖至足底	3寸	直寸	

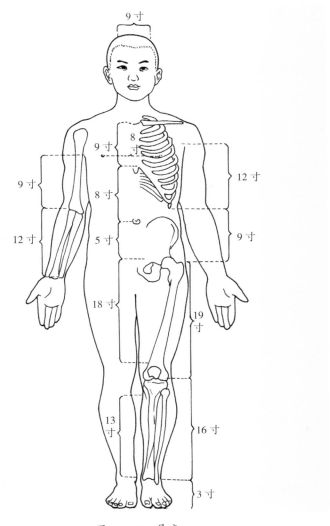

图 2-1-1　骨度 1

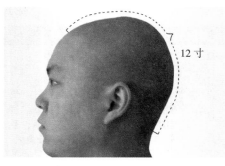

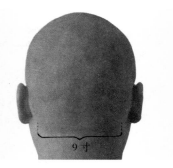

图 2-1-2　骨度 2　　　　　　　　　图 2-1-3　骨度 3

二、体表标志法

依据人体表面所具的特征的部位作为标志，用来选取穴位的方法，称为体表标志法。此法起源古远，最初来定名的腧穴大多依此而选取。可分为固定标志和活动标志两类。

固定标志法

是以人体表面固定不移，又有明显特征的部位作为取穴标志的方法。如依据人的五官、毛发、爪甲、乳头、脐窝以及骨骼突起的凹陷、肌肉隆起等部位作为取穴的标志而言。因此，这些穴位标志都是相对固定的。

活动标志法

是依据人体某局部活动后出现的隆起、凹陷、孔隙、皱纹等作为取穴标志的方法。它是通过肌肉筋腱的伸缩，关节的屈伸旋转及活动后皮肤皱起的纹理等形成的标志。如耳门、听宫、听会等当张口时出现凹陷处取之；下关当闭口时凹陷处取之。又如曲池必屈肘于横纹头取之；取阳溪时，将拇指跷起，当拇长、短伸肌腱之间的凹陷中取之。因这些标志都是在活动状态下作为取穴定位标志的，故称活动标志。

三、手指比量法

手指比量法，是用手指某局部之长度代表身体局部之长度而选取穴位的方法，又称"指寸法"或"同身寸法"。由于生长相关律的缘故，人类机体的各个局部间是相互关联而生长发育的。因此人的手指与身体其他部位在生长发育过程中，在大小、长度上有相对的比例。这样选定同一人体的某手指一部分来作长度单位，量取本身其他部位的长度是合理可行的。故这种方法称"同身寸法"。由于选取的手指不同，节段亦不同，可分作以下几类：

1. 横指同身寸法

又称"一夫法"（图 2-1-4）。具体取法是：将食、中、无名、小指相并拢，以中指中节横纹处为准，量取四横指之横度，定为 3 寸。此法多用于腹、背部及下肢部的取穴。

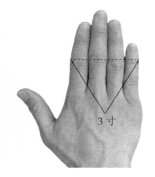

图 2-1-4　横指同身寸法

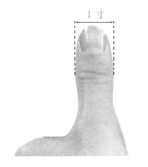

图 2-1-5　拇指同身寸

2. 拇指同身寸法

其具体取法为：将拇指伸直，横置于所取部位之上下，依拇指关节外形的横向长度为一寸，来量取穴位。（图 2-1-5）

3. 中指同身寸法

其具体取法为：将患者的中指屈曲，以中指指端抵在拇指指腹，形成一环状，将食指伸直，显露出中指的桡侧面，取其中节上下两横纹头之间的长度，即为同身之一寸（图 2-1-6）。这种方法较适用于四肢及脊背横量取穴。

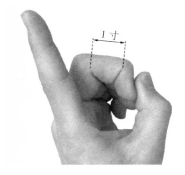

图 2-1-6　中指同身寸

手指比量法在应用时较为便利，但取穴的准确性稍差。因此，该法必须在骨度分寸规定的基础上加以运用，不可以指寸悉量全身各部，否则会导致长短失度。因此，手指比量法只能被看作是骨度分寸法的补充。

四、简易取穴法

简易取穴法，是总结历代医家在临床实践中所积累经验而形成的简便易行的量取穴位的方法。这种方法多用于较为主要的腧穴取法上。如列缺，可以患者左右两手之虎口交叉，一手食指压在另一手腕后高骨之正中上方，当食指尖到达处的小凹陷处即为本穴；又如劳宫，半握拳，以中指的指尖切压在掌心的第一节横纹上，就是本穴；再如风市，患者两手臂自然下垂，于股外侧中指尖到达处就是本穴；又如垂肩屈肘，肘尖到达躯干侧面的位置即是章门穴；两耳角直上连线中点取百会等。这些取穴方法虽不十分精确，但由于腧穴并非针尖大的范围，所以完全可以寻找到有较强的感应处，因此是实用的。

第二节　手太阴肺经美容穴

（一）肺经经穴

本经一侧 11 穴（左右两侧共 22 穴），2 穴在胸上部，9 穴分布在上肢掌面桡侧，首穴中府，末穴少商。本经腧穴应用于呼吸系统病症和本经脉所经过部位的病症。

（二）美容原理

肺主皮毛，主宣发津液、卫气。津液滋润皮肤，卫气温煦皮肤，增强皮肤的抵抗力。

（三）美容应用

1. 肺经常用于皮肤、手部的保健按摩美容。
2. 头面部损美性病变，比如黄褐斑、痤疮、酒渣鼻、皮肤过敏等，尤其是与肺热相关者。

（四）常用经穴

尺泽（Chǐzé）（LU5）

【特异性】五输穴之一，本经合穴。

【标准定位】在肘横纹中，肱二头肌腱桡侧凹陷中。（图2-2-1、2）

【取法】仰掌，微屈肘，在肘关节掌面，肘横纹桡侧端取穴。

【刺灸法】刺法：①直刺：0.5~1.0寸。针感：局部酸胀，或者触电样感向前臂或手部放散。②点刺：可用三棱针或粗毫针点刺出血，用于急性吐泻。

灸法：艾炷灸或温针灸5~7壮，艾条灸5~10分钟。

【功用】清肺泻热。

【应用】肺热所引起的美容问题：痤疮、酒渣鼻、荨麻疹、过敏性鼻炎等。

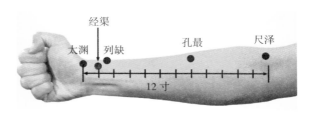

图2-2-1　肺经经穴1

孔最（Kǒngzuì）（LU6）

【标准定位】在前臂掌面桡侧，当尺泽与太渊连线上，腕横纹上7寸。（图2-2-1、2）

【取法】伸臂仰掌取穴。

【刺灸法】刺法：直刺0.5~0.8寸，局部酸胀沉重，有针感

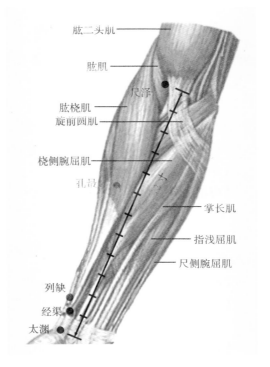

图2-2-2　肺经经穴2

向前臂放散。

灸法：艾炷灸或温针灸 5~7 壮，艾条灸 10~20 分钟。

【功用】清肺泻热。

【应用】肺热所引起的美容问题：面部痤疮。

【注意事项】针刺时须避开桡动、静脉，以防刺破血管，引起出血。

列缺（Lièquē）（LU7）

【特异性】本经络穴。八脉交会穴之一；交任脉。

【标准定位】在前臂桡侧缘，桡骨茎突上方，腕横纹上 1.5 寸，当肱桡肌与拇长展肌腱之间。（图 2-2-1、2）

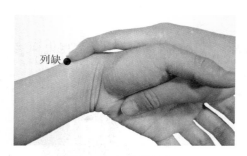

图 2-2-3　肺经经穴 3

【取法】以左右两手虎口交叉，一手食指押在另一手的桡骨茎突上，当食指尖到达之凹陷处是穴。或立掌或侧掌，把指向外上方翘起，先取两筋之间的阳溪穴上，在阳溪穴上 1.5 寸的桡骨茎突中部有一凹陷即是本穴。（图 2-2-3）

【刺灸法】刺法：①向上斜刺 0.2~0.3 寸，局部酸胀、沉重，或向肘、肩部放散。②向下斜刺 0.3~0.5 寸。

灸法：艾炷灸 3~5 壮，艾条灸 5~10 分钟，因此处皮薄，不宜瘢痕灸。

【功用】祛风散邪、清肺泻热。

【应用】斜颈、面瘫、神经性头痛；发际疮、痤疮，酒糟鼻；上身肥胖。

经渠（Jīngqú）（LU8）

【特异性】五输穴之一，本经经穴。

【标准定位】在前臂掌面桡侧，桡骨茎突与桡动脉之间凹陷处，腕横纹上 1 寸。（图 2-2-1、2）

【取法】手掌平放，掌心与拇指向上，距腕横纹 1 寸的桡动脉搏动处，亦即医者按脉时中指所按之处是穴。

【刺灸法】刺法：直刺 0.1~0.3 寸，局部酸胀或向前壁放散。针刺时应避开桡动脉进针。

灸法：艾炷灸或温针灸 3~5 壮，艾条灸 5~10 分钟。因此穴靠近桡动脉，不宜瘢痕灸。

【功用】清肺泻热。

【应用】面部荨麻疹。

太渊（Tàiyuān）（LU9）

【特异性】五输穴之一，本经输穴。肺之原穴。八会穴之一，脉会穴。

【标准定位】在腕掌侧横纹桡侧，桡动脉搏动处。（图 2-2-1、2）

【取法】仰掌，当掌后第 1 横纹上，用手摸有脉搏跳动处的桡侧凹陷者中是穴。

【刺灸法】刺法：直刺 0.2~0.3 寸，局部麻胀。针刺时避开桡动脉。

灸法：艾炷灸 1~3 壮，艾条灸 5~10 分钟，因靠近桡动脉，不宜瘢痕灸。

【功用】滋养肺阴。

【应用】肺经虚证引起的美容问题：皮肤缺水干燥，面色㿠白，皮肤易于过敏等。

【注意事项】1. 针刺时避开血管，可用一指向桡侧轻椎血管，另手持针在桡侧腕屈肌腱的桡侧刺入。

2. 针刺避开桡动脉。

鱼际（Yújì）（LU 10）

【特异性】五输穴之一，本经荥穴。

【标准定位】在手拇指本节（第 1 掌指关节）后凹陷处，约当第一掌骨中点桡侧，赤白肉际处。

【取法】侧掌，微握掌，腕关节稍向下屈，于第 1 掌骨中点赤白肉际处取穴。（图 2-2-4、5）

【刺灸法】刺法：①直刺 0.3~0.5 寸，局部胀痛向拇指放散。②用三棱针点刺出血或挑治。

灸法：艾炷灸 3~5 壮，艾条灸 3~5 分钟。

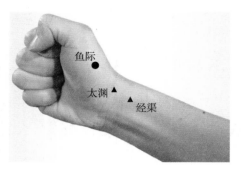

图 2-2-4　肺经经穴 4

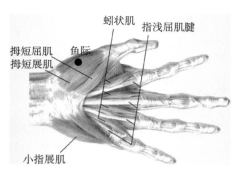

图 2-2-5　肺经经穴 5

【功用】清肺泻热。

【应用】肺热引起的皮肤油腻、痤疮、酒渣鼻，咽喉疼痛，声音嘶哑等。

少商（Shàoshāng）（LU11）

【特异性】五输穴之一，本经井穴。

【标准定位】在手拇指末节桡侧，距指甲角 0.1 寸。（图 2-2-6、7）

【取法】侧掌，微握拳，拇指上翘，手拇指爪甲桡侧缘和基底部各作一线，相交处取穴。

【刺灸法】刺法：①浅刺 0.1~0.2 寸，局部胀痛。②用三棱针点刺出血：推血至指端，捏紧，消毒后，对准穴位，迅速刺入，挤出 5~10 滴血。

灸法：米粒灸 1~3 壮，艾条灸 5~10 分钟。

图 2-2-6　肺经经穴 6

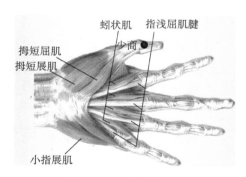

图 2-2-7　肺经经穴 7

【功用】清肺泻热。

【应用】肺经热证引起的鼻衄、喉痹、痤疮；妇人脏躁癔症。

第三节　手阳明大肠经美容穴

（一）大肠经经穴

本经一侧 20 穴（左右两侧共 40 穴），三穴在颈肩部，15 穴分布在上肢背面桡侧，首穴商阳，末穴迎香。本经腧穴应用眼、耳、口、牙、鼻、咽喉等器官的病症，胃肠等腹部疾病和本经脉所经过部位的病症。

（二）美容原理

1. 大肠排泄糟粕，促进食物以及津液代谢，清理机体的内环境。大肠排泄畅通是真正意义上深层洁肤；利于皮肤以及形体美容。

2. 大肠经行于面部，常用于面部美容疾病的治疗，如面瘫、痤疮、脂溢性皮炎等。

（三）美容应用

在辨证的基础上，多用于治疗因大肠功能失调以及经脉经过部位的病变所引起的美容问题。

1. 皮肤　保健、黄褐斑、痤疮、酒糟鼻。

2. 神经　面瘫、口眼㖞斜、面肌痉挛、眼睑下垂。

3. 形体　肥胖。

4. 大便　便秘、腹泻等。

（四）常用经穴

商阳（Shāngyáng）（LI1）

【特异性】五输穴之一，本经井穴。

【标准定位】在食指桡侧，距指甲根角 0.1 寸处。（图 2-3-1、2）

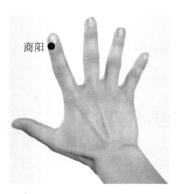

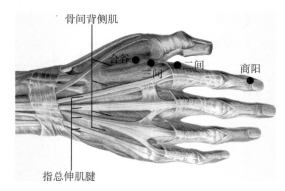

图 2-3-1　大肠经经穴 1　　　　　　　　图 2-3-2　大肠经经穴 2

【取法】微握拳，食指前伸，手食指爪甲桡侧与基底部各作一线，相交处是穴。

【刺灸法】刺法：①直刺 0.1~0.2 寸，局部有胀痛感。②用三棱针或粗毫针点刺挤压出血。

灸法：米粒灸 1~3 壮，艾条灸 5~10 分钟。

【功用】清热解表、清大肠火。

【应用】面部痤疮。

二间 （Èrjiān）（LI2）

【特异性】五输穴之一，本经荥穴。

【标准定位】微握拳，在手食指本节（第 2 掌指关节）前缘，桡侧凹陷，当赤白肉际处。（图 2-3-2、3、4）

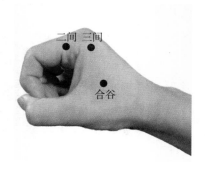

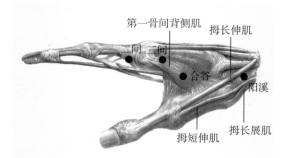

图 2-3-3　大肠经经穴 3　　　　　　　　图 2-3-4　大肠经经穴 4

【取法】手指微握拳取穴。在第 2 掌指关节前缘桡侧，当赤白肉际处。

【刺灸法】刺法：直刺 0.2~0.4 寸，局部有胀痛感。

灸法：麦粒灸 3~5 壮，艾条灸 5~10 分钟。

【功用】解表清热，通利咽喉。

【应用】咽喉肿痛；口眼㖞斜；睑腺炎。

三间（Sānjiān）（LI3）

【特异性】五输穴之一，本经输穴。

【标准定位】微握拳，在手食指本节（第 2 掌指关节）后缘，桡侧凹陷，当赤白肉际处。（图 2-3-2、3、4）

【取法】手指微握拳，在第 2 掌指关节后缘桡侧，当赤白肉际处取穴。

【刺灸法】刺法：直刺 0.3~0.5 寸，局部麻胀，或向手背放散。

灸法：艾炷灸或温针灸 3~5 壮，艾条灸 5~10 分钟。

【功用】解表清热，通利咽喉。

【应用】咽喉肿痛；口眼㖞斜。

合谷（Hégǔ）（LI4）

【特异性】大肠经之原穴。

【标准定位】在手背，第 1、2 掌骨之间，当第 2 掌骨桡侧之中点处。（图 2-3-2、3、4）

【取法】拇、食两指张开，以

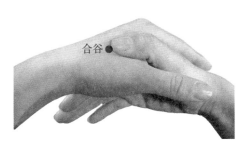

图 2-3-5　大肠经经穴 5

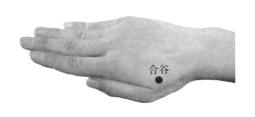

图 2-3-6　大肠经经穴 6

另一手的拇指关节横纹放在虎口上，当虎口与第 1、2 掌骨结合部连线的中点（图 2-3-5）；拇、食指合拢，在肌肉的最高处取穴（图 2-3-6、7）。

【刺灸法】刺法：①直刺 0.5~1.0

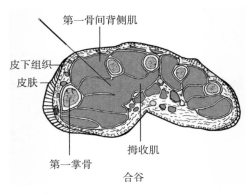

图 2-3-7　大肠经经穴 7

寸，局部酸胀，扩散至肘、肩、面部。②深刺 2.0 寸左右，出现手掌酸麻并向指端入散。③透劳宫或后溪时，出现手掌酸麻并向指端入散。

灸法：艾炷灸或温针灸 5~9 壮，艾条灸 10~20 分钟。

【功用】镇静止痛，通经活络，解表泄热。

【应用】面部美容按摩的基础配穴："面口合谷收"，故颜面五官的损美性病变如面瘫、面肌痉挛、黄褐斑、痤疮、酒糟鼻、皮肤过敏、口臭等均可用之；荨麻疹、皮肤瘙痒；便秘，腹泻。

【注意事项】针尖不宜偏向腕侧，以免刺破手背静脉网和掌动脉弓而引起出血。本穴提插幅度不宜过大，以免伤及血管引起血肿。有习惯性流产史的孕妇不宜针刺。

偏历（Piānlì）（LI6）

【特异性】本经络穴。

【标准定位】屈肘，在前臂背部桡侧，在阳溪穴与曲池穴连线上，腕横纹上 3 寸。（图 2-3-8、9）

【取法】侧腕屈肘，在前臂背部桡侧，腕横纹上 3 寸，在阳溪穴与曲池穴连线上，取穴。

【刺灸法】刺法：①直刺 0.3~0.5 寸，局部酸胀。②针尖向肘部方向斜刺入 0.5~0.8 寸，局部酸胀，可向前臂、肘部放散。

灸法：艾炷灸或温针灸 3~5 壮，艾条灸 5~10 分钟

【功用】清热散风。

【应用】脂溢性皮炎、痤疮、酒糟鼻、鼻衄。

手三里（Shǒusānlǐ）（LI10）

【标准定位】在前臂背面桡侧，当阳溪与曲池连线上，肘横纹下2寸。（图2-3-8、9）

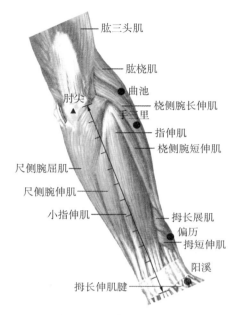

图2-3-9　大肠经经穴9

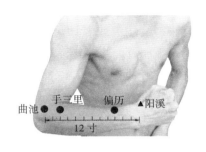

图2-3-8　大肠经经穴8

【取法】屈肘取穴。手三里在肘端（肱骨外髁）下3寸处。

【刺灸法】刺法：直刺1~2寸，局部酸胀沉重，针感可向手背部扩散。

灸法：艾炷灸或温针灸5~7壮，艾条灸10~20分钟。

【功用】清热散风。

【应用】口周痤疮、落枕。

曲池（Qūchí）（LI11）

【特异性】五输穴之一，本经合穴。

【标准定位】屈肘，在肘横纹桡侧凹陷处。（图2-3-10、11、12）

【取法】屈肘成直角，当肘弯横纹尽头处；屈肘，于尺泽与肱骨外上髁上连线的中点处取穴。

【刺灸法】刺法：①直刺1.0~2.5

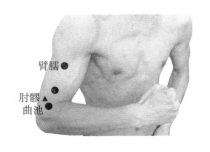

图2-3-10　大肠经经穴10

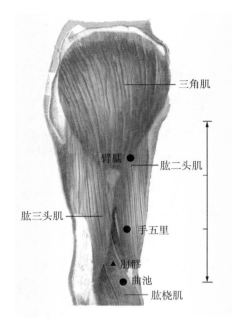

图 2-3-11　大肠经经穴 11

寸。局部酸胀或向上放散至肩部或向下放散至手指。②深刺可透少海穴，局部酸胀或向上放散至肩部或向下放散至手指。③治肘部疼痛时可用"合谷刺"或"齐刺"法或三棱针点刺放血。④略向肘关节曲面斜刺，针感多达于手指。

灸法：艾炷灸或温针灸 5~7 壮，艾条灸 5~20 分钟。

每日按压曲池穴 1~2 分钟，使酸胀感向下扩散，有预防高血压的作用。

【功用】清热祛风，调和营血，降逆活络。

【应用】主治热证：神经衰弱，心烦失眠；咽喉肿痛；便秘；黄褐斑、痤疮、皮脂溢出，口周皮炎，酒糟鼻；肥胖；皮肤过敏；面瘫；皮肤干燥；目赤痛；疮，疥，瘾疹，丹毒。

【注意事项】1. 深刺时，如针尖遇到弹性阻力，并有搏动感，为肱动脉，应退针以调整方向和角度，以防刺破血管。

2. 不宜疤痕灸，因该穴处于关节活动处。

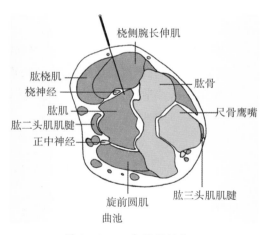

图 2-3-12　大肠经经穴 12

手五里（Shǒuwǔlǐ）（LI13）

【标准定位】在臂外侧，当曲池与肩髃连线上，曲池上 3 寸处。（图 2-3-13、14）

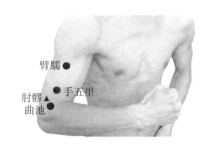

图 2-3-13　大肠经经穴 13

【取法】屈肘取穴。

【刺灸法】刺法：直刺 0.5~1 寸，局部酸胀，可传至肩部或肘部。

灸法：艾炷灸或温针灸 3~5 壮，艾条灸 5~20 分钟。

【功用】清热散风。

【应用】口周囊肿型痤疮。

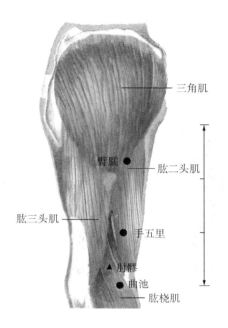

图 2-3-14　大肠经经穴 14

臂臑（Bìnào）（LI14）

【特异性】交会穴之一，手阳明络之会。手阳明、手足太阳、阳维之会。

【标准定位】在臂外侧，三角肌止点处，当曲池与肩髃连线上，曲池上 7 寸。（图 2-3-13、14、15）

【刺灸法】刺法：①直刺 0.5~1 寸，局部酸胀，可向前臂传导。②向上斜刺 1~2 寸，透入三角肌中，局部酸胀，可向肩部传导。

灸法：艾炷灸或温针灸 3~5 壮，艾条温灸 10~20 分钟。

【功用】清热散风。

【应用】目疾、瘰疬、疮疡。

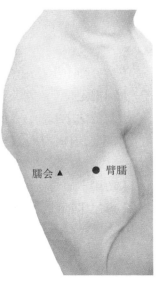

图 2-3-15　大肠经经穴 15

禾髎（Héliáo）（LI9）

【标准定位】在上唇部，鼻孔外缘直下，平水沟穴。（图2-3-16、17）

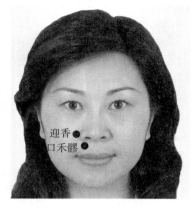

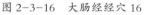

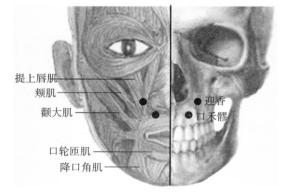

图2-3-16　大肠经经穴16　　　　　图2-3-17　大肠经经穴17

【取法】鼻孔旁开0.5寸，平水沟穴，正坐仰靠或仰卧取穴。

【刺灸法】刺法：①直刺0.3~0.5寸，局部胀痛。②向内平刺0.5~0.8寸，透水沟穴，局部胀痛。

【功用】祛风开窍。

【应用】鼻塞流涕，鼻衄，面肌痉挛，口㖞。

迎香（Yíngxiāng）（LI20）

【特异性】手足阳明之会。

【标准定位】在鼻翼外缘中点旁开，当鼻唇沟中。（图2-3-16、17）

【刺灸法】刺法：①向内上平刺0.5~1.0寸，透鼻通穴，局部酸胀，可扩散至鼻部，有时有眼泪流出。②外上平刺1.0~1.5寸，透四白穴，治胆道蛔虫症。局部酸胀，可扩散至鼻部，有时有眼泪流出。

【功用】通窍祛风。

【应用】面瘫，面肌痉挛，面痒面肿；痤疮、酒糟鼻、皮脂溢出症、口周皮炎。

第四节　足阳明胃经美容穴

（一）胃经经穴

本经一侧 45 穴（左右两侧共 90 穴），3 穴在颈肩部，15 穴分布在下肢前外侧面，30 穴分布在腹部、胸部和头面部。首穴承泣，末穴厉兑。本经腧穴应用眼、耳、口、牙、鼻、咽喉等器官的病症，胃肠等腹部疾病和本经脉所经过部位的病症。

（二）美容原理

1. 脾胃是气血生化之源　脾胃是气血生化之源，阳明经是多气多血之经，起行于面颊主要部分，面颊皮肤属于阳明皮部，阳明经对面部皮肤的营养代谢起着非常重要的作用。

2. 胃是六腑之首　胃是六腑之首，启动六腑通降，对于胆汁的疏泻、大肠的传导有重要意义，有助于促进代谢，排泄糟粕，有利于皮肤、形体美容。

3. 胃经对脾胃有良好的双相调节作用　胃经对脾胃有良好的双相调节作用，不论是脾胃虚弱，气血化源不足，还是脾胃积滞，排泄不畅引起的一系列皮肤、形体美容问题，胃经是主要的美容经络，可以标本兼调俱治。

4. 脾胃为后天之本　脾胃为后天之本，关系到基础营养状态，胃经过乳房正中。因此，胃经和乳房后天的发育有密切关系。胃经是乳房保健的主要经脉。

（三）美容应用

1. 脾胃虚弱　脾胃虚弱，气血化源不足引起的体质虚弱，形体消瘦无力，面色萎黄，皮肤干枯，口唇色淡，心悸失眠等。

2. 胃肠积滞　胃肠积滞，排泄不畅引起的形体肥胖或消瘦，皮肤粗糙或油腻不洁，痤疮、便秘，心烦失眠，口疮、口臭。

3. 皮肤保健护理　是皮肤保健护理的基础经脉。

4. 乳房保健护理　是乳房保健护理的基础经脉。

（四）常用经穴

承泣（Chéngqì）（ST1）

【**特异性**】交会穴之一，阳跷、任脉、足阳明之会。

【**标准定位**】在面部，目正视，瞳孔直下 0.7 寸，当眼球与眶下缘之间。
（图 2-4-1、2）

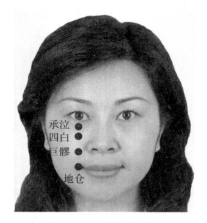

图 2-4-1　胃经经穴 1

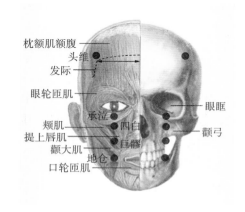

图 2-4-2　胃经经穴 2

【**刺灸法**】刺法：①直刺 0.5~0.8 寸，左手推动眼球向上固定，右手持针沿眶下缘缓慢刺入，不宜提插、捻转。②平刺 0.5~0.8 寸，透向目内眦，局部酸胀可出现流泪。

【**功用**】散风清热。

【**应用**】面瘫，口眼㖞斜，眼轮匝肌痉挛；近视眼、黑眼圈、眼袋、眼周皱纹。

【**注意事项**】1. 本穴附近血管丰富，易出血，故进针要缓慢，不宜提插捻转，以防损伤眼球，刺破血管引起血肿，退针后可压迫局部片刻，防止出血。

2. 避免深刺，以防刺入颅腔。如果针刺过深或斜刺，可刺伤视神经，当深达 2 寸时，可通过神经管刺伤脑，造成严重后果。

四白 (Sìbái) (ST2)

【标准定位】在面部，瞳孔直下，当眶下孔凹陷处。（图2-4-1、2）

【取法】正坐或仰卧位取穴。

【刺灸法】刺法：①直刺0.5~0.8寸，局部酸胀。②向外上方斜刺0.5寸入眶下孔可有麻电感放射至上唇部（以治三叉神经Ⅱ支疼痛）。

【功用】散风清热。

【应用】目赤痛痒，迎风流泪，眼睑瞤动，口眼㖞斜；黑眼圈、眼袋、眼周皱纹。

巨髎 (Jùliáo) (ST3)

【特异性】交会穴之一，跷脉、足阳明之会。

【标准定位】在面部，瞳孔直下，平鼻翼下缘处，当鼻唇沟外侧。（图2-4-1、2）

【刺灸法】刺法：①直刺0.3~0.6寸，局部酸胀。②向颊车方向透刺治疗面瘫等症。③针尖向同侧四白穴或瞳子髎方向透刺，可治疗面瘫、目翳、近视等症。

灸法：温针灸3~5壮，艾条灸5~10分钟。美容时温灸至皮肤微见红晕为度，每日1次，每月20次。

【功用】散风清热。

【应用】面瘫，面肌痉挛；皮肤松弛，面色不华；痤疮、黄褐斑。

地仓 (Dìcāng) (ST4)

【特异性】交会穴之一，跷脉、手、足阳明之会。

【标准定位】在面部，巨髎直下，与口角相平，约当口角旁0.4寸处。（图2-4-1、2）

【取法】正坐或仰卧，眼向前平视，于瞳孔垂线与口角水平线之交点处取穴。

【刺灸法】刺法：①直刺0.2寸，局部酸胀，可扩散至半侧面部。②治面瘫时向颊车方向平刺1.0~2.5寸，局部酸胀，可扩散至半侧面部。③透迎香穴治三叉神经痛。局部酸胀，可扩散至半侧面部，有时出现口角牵掣感。

灸法：温针灸 3~5 壮或药物天灸。

【功用】祛风止痛，舒筋活络。

【应用】口角㖞斜，流涎，眼睑瞤动。

大迎（Dàyíng）（ST5）

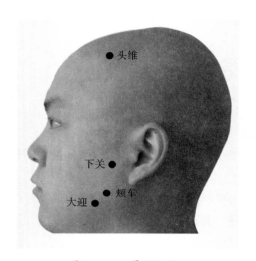

图 2-4-3 胃经经穴 3

【标准定位】在下颌角前方前下 1.3 寸，咬肌附着部的前缘，当面动脉搏动处。（图 2-4-3、4）

【取法】正坐或仰卧，闭口鼓腮，在下颌骨边缘现一沟形，按之有动脉搏动处是穴。

【刺灸法】刺法：直刺 0.2~0.5 寸，局部酸胀，可扩散至半侧面部。

灸法：温针灸 3~5 壮，艾条灸 10~20 分钟。

【功用】祛风止痛，舒筋活络。

【应用】面瘫，面肌痉挛；皮肤松弛，面色不华；痤疮、黄褐斑。

【注意事项】针刺大迎穴要避开面部动、静脉，以免损伤出血。为此，在针刺时，用一手指摸到面动脉的搏动，另手持针沿摸动脉指的边缘刺入 0.3~0.5 寸。

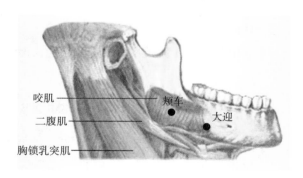

图 2-4-4 胃经经穴 4

颊车（Jiáchē）（ST6）

【标准定位】在面颊部，下颌角前上方，约一横指（中指），当咀嚼时咬

肌隆起，按之凹陷处。（图 2-4-3、4）

【取法】正坐或侧伏，如上下齿用力咬紧，有一肌肉（咬肌）凸起，放松时，用手切掐有凹陷，此处是穴。

【刺灸法】刺法：①直刺 0.5~0.8 寸，局部酸胀，并向周围扩散。②平刺 1.0~2.0 寸透地仓穴，以治面瘫，可采用滞针法，即向同一方向捻转不动，然后手持针柄向患侧牵拉。③向上、下斜刺 0.5~0.8 寸，以治上下牙痛，局部酸胀，并向周围扩散。

灸法：温针灸 3~5 壮，艾条灸 10~20 分钟或药物天灸。美容除皱则温灸至皮肤温热舒适，每日 1 次，每月 20 次。

【功用】祛风止痛，舒筋活络。

【应用】面瘫，面肌痉挛；皮肤松弛，面色不华；痤疮、黄褐斑。

下关（Xiàguān）（ST7）

【特异性】交会穴之一，足阳明、足少阳之会。

【标准定位】在面部，耳前方，当颧弓与下颌切迹所形成的凹陷处。（图 2-4-3、5、6）

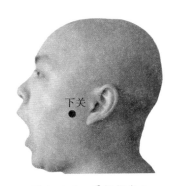

图 2-4-5　胃经经穴 5

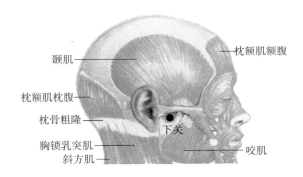

图 2-4-6　胃经经穴 6

【取法】正坐或侧伏，颧骨下缘，下颌骨髁状突稍前方，闭口取穴。

【刺灸法】刺法：①略向下直刺：1.0~1.5 寸，周围酸胀或麻电感放射至下颌，以治三叉神经痛。②向后斜刺 1.0~1.5 寸，酸胀扩散至耳区，以治疗耳病。③沿下颌骨向上、下齿平刺 1.5~2.0 寸，酸胀扩散至上、下齿，以治疗牙痛。④治疗颞颌不利常采用"齐刺"法为佳。

灸法：温针灸 3~5 壮，艾条灸 10~20 分钟或药物天灸。美容除皱则温灸至皮肤温热舒适，每日 1 次，每月 20 次。

【功用】祛风止痛，舒筋活络。

【应用】鼻炎，面瘫，面肌痉挛；皮肤松弛，面色不华；痤疮、黄褐斑。

头维（Tóuwéi）（ST8）

【特异性】交会穴之一，足少阳、阳维之会；足少阳、阳明之会。

【标准定位】在头侧部，鬓角前缘直上入发际 0.5 寸，距头正中线 4.5 寸处。（图 2-4-7、8）

【取法】先取头临泣，并以此为基点，向外量取头临泣至神庭间距离，入前发际 0.5 寸处。

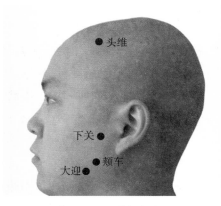

图 2-4-7　胃经经穴 7

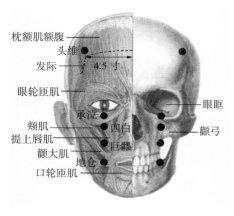

图 2-4-8　胃经经穴 8

【刺灸法】刺法：向后平刺 0.5~1.0 寸，局部胀痛，可向周围扩散。

灸法：间接灸 3~5 壮，艾条灸 5~10 分钟。

【功用】清头明目，止痛镇痉。

【应用】血管神经性头痛，神经衰弱，失眠，头痛眩晕，脱发；眼轮匝肌痉挛，面瘫，口眼㖞斜。

梁门（Liángmén）（ST21）

【标准定位】在上腹部，当脐中上 4 寸，距前正中线 2 寸。（图 2-4-9、10）

【刺灸法】刺法：直刺 0.5~1.0 寸，局部酸胀，并可出现胃部沉重感。

灸法：艾炷灸或温针灸 3~5 壮，艾条灸 5~10 分钟。

【功用】和胃理气，健脾调中。

【应用】长期脾胃虚弱，食欲不振，腹泻等，引起的一系列美容问题：如形体消瘦，面色不华，皮肤干枯，口唇色淡等。

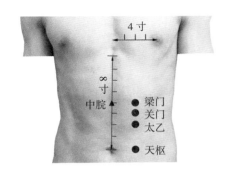

图 2-4-9　胃经经穴 9

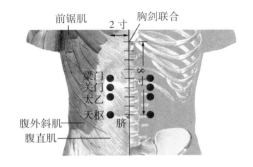

图 2-4-10　胃经经穴 10

关门（Guānmén）（ST22）

【标准定位】在上腹部，当脐中上 3 寸，距前正中线 2 寸。（图 2-4-9、10）

【取法】仰卧位取穴。

【刺灸法】刺法：直刺 1.0~1.5 寸，局部沉重发胀。

　灸法：艾炷灸或温针灸 3~5 壮，艾条灸 5~10 分钟。

【功用】和胃理气，健脾调中。

【应用】面部肥胖。

太乙（Tàiyǐ）（ST23）

【标准定位】在上腹部，当脐中上 2 寸，距前正中线 2 寸。（图 2-4-9、10）

【刺灸法】刺法：直刺 1.0~1.5 寸，局部酸胀沉重。

　灸法：艾炷灸或温针灸 3~5 壮，艾条灸 5~10 分钟。

【功用】和胃理气，健脾调中。

【应用】面部肥胖。

天枢（Tiānshū）（ST25）

【特异性】大肠之募穴。

【标准定位】在腹中部，距脐中2寸。（图2-4-11、12）

【刺灸法】刺法：①直刺1.0~1.5寸，局部酸胀，可扩散至同侧腹部。②针尖略向上斜刺，针感可沿足阳明胃经的循行路线，循腹里逐渐上行至不容穴。③针尖略向水道穴方向刺，针感可沿胃经循腹里逐渐下

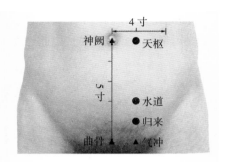

图2-4-11 胃经经穴11

行至归来穴。

灸法：艾炷灸或温针灸5~10壮，艾条灸15~30分钟。强身保健则灸至皮肤有温热舒适感或皮肤稍见红晕为度，每日1次，每月20次。

【功用】调中和胃，通便化痰。

【应用】面部痤疮。

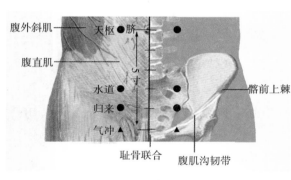

图2-4-12 胃经经穴12

【注意事项】缓慢下针，切忌猛力快速提插，以防刺伤肠管而致肠穿孔，尤其肠麻痹患者，因肠不能蠕动，更需谨慎。

水道（Shuǐdào）（ST28）

【标准定位】在下腹部，当脐中下3寸，距前正中线2寸。（图2-4-11、12）

【取法】仰卧位取穴。

【刺灸法】刺法：直刺1.0~1.5寸，局部酸胀，向阴部放散。

灸法：艾炷灸或温针灸3~5壮，艾条灸5~10分钟。

【功用】利水消肿。

【应用】面部荨麻疹。

归来 (Guīlái)(ST29)

【标准定位】在下腹部,当脐中下4寸,距前下中线2寸。(图2-4-11、12)

【刺灸法】刺法:①直刺1.0~1.5寸,下腹有酸胀感。②略向天枢方向斜刺,针感沿胃经循腹里走至天枢穴,治瘀血腹痛。③略向气冲方向斜刺,针感沿胃经循腹里走至气冲,治气虚下陷证。④针尖略向耻骨联合处斜刺1.5~2.0寸,下腹有酸胀感,少数向小腹及外生殖器放散,用于调经止带。

灸法:艾炷灸或温针灸5~10壮,艾条灸10~20分钟。

【功用】利水消肿。

【应用】酒渣鼻。

足三里 (Zúsānlǐ)(ST36)

【特异性】五输穴之一,本经合穴,下合穴。

【标准定位】在小腿前外侧,当犊鼻下3寸,距胫骨前嵴约一横指。(图2-4-13、14、15)

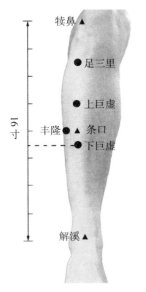

图2-4-13 胃经经穴13

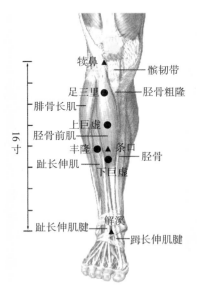

图2-4-14 胃经经穴14

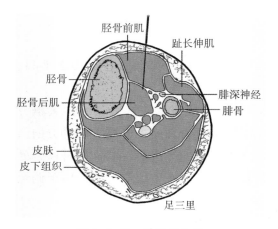

图 2-4-15　胃经经穴 15

图中标注：胫骨前肌、趾长伸肌、胫骨、胫骨后肌、腓深神经、腓骨、皮肤、皮下组织、足三里

【取法】1. 正坐屈膝，于外膝眼（犊鼻）直下一夫（3寸），距离胫骨前嵴一横指处取穴。

2. 正坐屈膝，用手从膝盖正中往下摸取胫骨粗隆。在胫骨粗隆外下缘直下 1 寸处是穴。

【刺灸法】刺法：①直刺 0.5~1.5 寸，其针感沿足阳明胃经胫骨下行走至足踝、足跗和足趾部。②针尖略向上斜刺，在不断捻转运针之时，针感可沿胃经逐渐循股走至髀关、归来、天枢等穴，少数走向胃腑、剑突处。

灸法：艾炷灸或温针灸 5~10 壮，艾条灸 10~20 分钟。强身保健可采用化脓灸，每年一次，或累计灸数百壮或温灸至皮肤稍见红晕为度，每日一次，每月 20 次，有时亦可采用药物天灸。

【功用】健脾和胃，扶正培元，通经活络，升降气机。

【应用】常灸足三里可增强抵抗力，改善虚弱的体质；长期脾胃功能不调所引起的消瘦、肥胖、痤疮、皮肤或干或油等；体虚早衰，面部皱纹，面色不华，脱发，黄褐斑；贫血萎黄；神经衰弱，头痛头晕，睡眠不佳；消化不良，便秘腹胀。

上巨虚（Shàngjùxū）（ST37）

【特异性】大肠经之下合穴。

【标准定位】在小腿前外侧，当足三里下 3 寸，距胫骨前嵴约一横指。（图 2-4-13、14）

【取法】正坐屈膝或仰卧位取穴，于外膝眼（犊鼻）直下两夫（6寸），距离胫骨前嵴一横指（中指）处取穴。

【刺灸法】刺法：①直刺 1.0~2.0 寸，局部酸胀，针感可向上或向下传导。②针尖略向上斜刺，其针感沿本经循膝股走至腹部。少数病例可上行至上腹部及胸部。③略向下斜刺，其针感沿足阳明经走至足跗、足趾部。④手法：理气止痛可用龙虎交战；消肿利水可用子午捣臼法。

灸法：艾炷灸或温针灸 5~9 壮，艾条灸 10~20 分钟，亦可采用药物天灸。

【功用】通调肠胃。

【应用】胃肠积热：便秘，肥胖，痤疮，口臭，皮肤红痒油腻。

下巨虚（Xiàjùxū）（ST 39）

【特异性】小肠经之下合穴。

【标准定位】在小腿前外侧，犊鼻下 9 寸，距胫骨前缘一横指。（图 2-4-13、14）

【取法】正坐屈膝，先取足三里，于其直下二夫（6 寸）处取穴。

【刺灸法】刺法：直刺 1.0~2.0 寸，局部酸胀，向下扩散至足背。

灸法：艾炷灸 5~9 壮或温针灸 5~9 分钟，艾条灸 10~20 分钟。

【功用】通调肠胃。

【应用】小便黄，大便干，口舌生疮，失眠多梦，肥胖，痤疮；口唇、皮肤干燥，面无颜色，消瘦，肌肉不充。

丰隆（Fēnglóng）（ST 40）

【特异性】本经络穴。

【标准定位】在小腿前外侧，当外踝尖上 8 寸，条口外，距胫骨前缘二横指。（图 2-4-13、14）

【取法】正坐屈膝或仰卧位取穴。

【刺灸法】刺法：①直刺 1.0~1.5 寸，针感可沿足阳明经至足踝，甚至足跗部第 2、3 足趾处，可用于下肢痿痹，足肿等。②针尖微向上方膝部斜刺，针感循胃经上至髀关、天枢等处，少数病例上至胃脘，甚至可上至缺盆，项部，头部头维处，用治上中二焦病变。

灸法：艾炷灸 5~7 壮或温针灸 5~7 分钟，艾条灸 10~20 分钟。

【功用】健脾化痰。

【应用】痰湿内盛，肥胖、腹胀，大便不爽；神昏嗜睡打鼾；面瘫，口眼㖞斜；黄褐斑、囊肿痤疮；神经衰弱，失眠，眩晕，头痛等。

内庭（Nèitíng）（ST44）

【特异性】五输穴之一，本经输穴。

【标准定位】在足背，第 2 跖趾关节前方，当第 2、3 趾缝间的纹头处。

（图 2-4-16、17）

【刺灸法】刺法：①直刺或斜刺 0.3~0.5 寸，局部酸胀。②针尖向上斜刺，得气后运针，其针感可沿本经上行至胫、股、腹部，亦有上行至胃腑至咽、前额及面部者。

灸法：艾炷灸 3~5 壮，艾条灸 5~10 分钟。

【功用】清上焦、头面之热。

【应用】上焦、头面之热引起的心烦，失眠，头痛，目赤肿痛，牙痛，牙眼炎，口臭，喉痹，痤疮，酒糟鼻；面瘫，口眼㖞斜；荨麻疹。

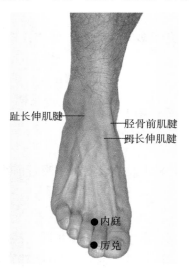

图 2-4-16　胃经经穴 16

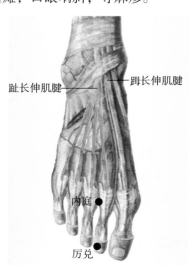

图 2-4-17　胃经经穴 17

厉兑（Lìduì）（ST45）

【特异性】五输穴之一，本经井穴。

【标准定位】在足第二趾外侧，距趾甲角 0.1 寸处。（图 2-4-16、17）

【刺灸法】刺法：①浅刺 0.1~0.2 寸，局部胀痛。②用三棱针点刺挤压出血。

灸法：米粒艾炷灸 1~3 壮，艾条灸 5~10 分钟。

【功用】清上焦、头面之热。

【应用】上焦、头面之热引起的心烦，失眠，头痛，目赤肿痛，牙痛，牙眼炎，口臭，喉痹，痤疮，酒糟鼻；面瘫，口眼㖞斜；荨麻疹。

第五节　足太阴脾经美容穴

（一）美容原理

本经一侧 21 穴（左右两侧共 42 穴），11 穴分布在下肢内侧面，10 穴分布在腹部、侧胸部。首穴隐白，末穴大包。本经腧穴应用胃肠等腹部疾病和本经脉所经过部位的病症。

（二）美容原理

1.脾为后天之本

脾为后天之本，气血生化之源，是基础营养的根本，而基础营养是形神美容的前提。

2.脾主肌肉，其华在唇

脾主肌肉，其华在唇。脾的运化直接关系到肌肤的弹性，肌肉的丰满，口唇的丰润色泽。

3.脾主运化水湿

脾主运化水湿，和体形肥瘦关系密切。尤其中年肥胖，常有脾虚湿盛因素。

4.调节三阴经

调节三阴经（肝肾脾），协调阴阳，妇女经、带病常用之。

（三）美容应用

1.脾气虚弱，气血不足

脾气虚弱，气血不足，形神失养消瘦，失眠，神疲倦怠，百节软弱，肌肉松弛，形体无力，皮肤干枯，面色不华，口唇色淡。

2. 脾不健运，痰湿内盛，肥胖臃肿、身体沉重倦怠、头目昏重不清，嗜睡打鼾，痰多，白带多等。

3. 妇女冲任不调，月经不调、带下病。

（四）常用经穴

隐白（Yǐnbái）（SP1）

【特异性】五输穴之一，本经井穴。

【标准定位】在足大趾末节内侧，距趾甲角 0.1 寸。（图 2-5-1、2）

【取法】正坐垂足或仰卧，于足大趾爪甲内侧缘线与基底部线之交点处取穴。

【刺灸法】刺法：①浅刺 0.1~0.2 寸，局部胀痛。②用三棱针点刺挤压出血。

灸法：米粒艾炷灸 1~3 壮，艾条灸 5~10 分钟。用于止血，不宜疤痕灸。

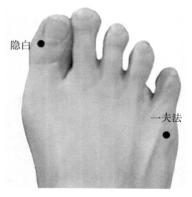

图 2-5-1　脾经经穴 1

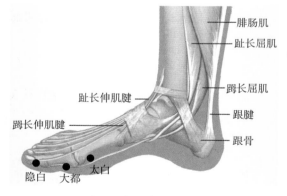

图 2-5-2　脾经经穴 2

【功用】调经统血，健脾回阳。

【应用】酒渣鼻。

大都（Dàdū）（SP2）

【特异性】五输穴一，本经荥穴。

【标准定位】在足内侧缘，当足大趾本节（第1跖趾关节）前下方赤白肉际凹陷处。伸足取穴。（图2-5-2、3）

【刺灸法】刺法：直刺0.3~0.5寸，局部酸胀，以捻转补泻为主。

灸法：艾炷灸1~3壮，艾条灸5~10分钟。孕妇及产后百日内禁灸。

【功用】泄热止痛，健脾和中。

【应用】酒渣鼻。

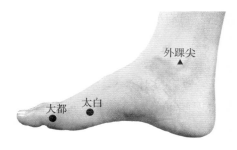

图2-5-3　脾经经穴3

太白（Tàibái）（SP3）

【特异性】五输穴之一，本经输穴；脾之原穴。

【标准定位】在足内侧，当足大趾本节内侧（第1跖趾关节）后下方，赤白肉际凹陷处。（图2-5-2、3）

【取法】正坐垂足，在第1跖骨小头后下方1寸处取穴。

【刺灸法】刺法：直刺0.3~0.5寸。局部酸胀。

灸法：艾炷灸3~5壮，艾条灸5~10分钟。

【功用】健脾和胃，清热化湿。

【应用】脾胃虚弱，神经性厌食，神经性呕吐，善饥不欲食，面色萎黄，便秘或腹泻，消瘦，身重倦怠等。

三阴交（Sānyīnjiāo）（SP6）

【特异性】交会穴之一。足太阴、厥阴、少阴之会。

【标准定位】在小腿内侧，当足内踝尖上3寸，胫骨内侧缘后方。（图2-5-4、5、6）

【取法】正坐或仰卧，内踝尖直上四横指（一夫）处，胫骨内侧面后缘取穴。

【刺灸法】刺法：①直刺0.5~1.0寸，局部酸胀，可有麻电感向足底放散或酸胀感扩至膝关节和股内侧。②直刺：向悬钟方向透刺1.5~2.5寸，局部酸胀，可有麻电感向足底放散，治疗足部病变。③斜刺：针尖方向向上斜刺1.5~2.5寸，局部酸胀，可有麻电感、酸胀感扩至膝关节和股内侧，治疗躯干病变。④孕妇禁针。

灸法：艾炷灸5~9壮或温针灸5~9分钟，艾条灸10~20分钟或药物天灸。强身保健可采用瘢痕灸，每年1次；或累计灸百余壮亦可，温灸至皮肤温热舒适稍见红晕，隔日1次，每月20次。

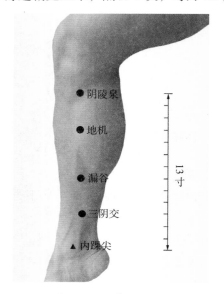

图 2-5-4　脾经经穴 4

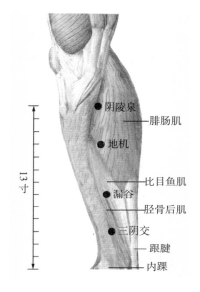

图 2-5-5　脾经经穴 5

【功用】健脾胃，益肝肾，调经带。

【应用】女性美容保健常用，延缓衰老，调理肝脾肾三经，尤其适用于围绝经期妇女阴阳、内分泌失调；脾胃虚弱之面色不华，饮食不化，腹泻，消瘦，肥胖；神经衰弱，失眠多梦，黑眼圈，面容憔悴；妇女月经不调，赤白带下，男子遗精阳痿，性功能减退；痤疮、黄

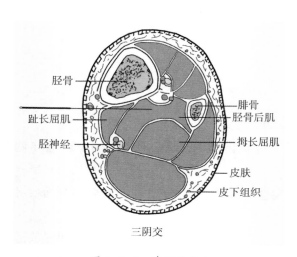

图 2-5-6　脾经经穴 6

褐斑、荨麻疹、脱发、白癜风等。

漏谷（Lòugǔ）（SP7）

【标准定位】在小腿内侧，当内踝尖与阴陵泉的连线上，距内踝尖 6 寸，胫骨内侧缘后方。（图 2-5-4、5）

【取法】正坐或仰卧取穴。

【刺灸法】刺法：直刺 1.0~1.5 寸，局部酸胀，可扩散至小腿外侧。

灸法：艾炷灸或温针灸 3~5 壮，艾条灸 5~10 分钟。

【功用】健脾和胃，利尿除湿。

【应用】肠鸣腹胀，腹痛，水肿，小便不利。

地机（Dìjī）（SP8）

【特异性】足太阴之郄穴。

【标准定位】在小腿内侧，当内踝高点与阴陵泉的连线上，阴陵泉下 3 寸处。（图 2-5-4、5）

【取法】正坐或仰卧，于阴陵泉直下 3 寸，胫骨内侧面后缘处取穴。

【刺灸法】刺法：直刺 1.0~1.5 寸，局部酸胀，可扩散至小腿部。

灸法：艾炷灸 3~5 壮或温针灸 5~10 分钟，艾条灸 5~10 分钟。

【功用】健脾渗湿，调经止带。

【应用】月经不调，崩漏，痛经，黄褐斑。

阴陵泉（Yīnlíngquán）（SP9）

【特异性】五输穴之一，本经合穴。

【标准定位】在小腿内侧，当胫骨内侧髁后下缘凹陷处。（图 2-5-4、5）

【取法】正坐屈膝或仰卧，于膝部内侧，胫骨内侧髁后下方约胫骨粗隆下缘平齐处取穴。

【刺灸法】刺法：直刺 1.0~1.5 寸，局部酸胀，可扩散至小腿部。

灸法：艾炷灸 3~5 壮或温针灸 5~10 分钟，艾条灸 5~10 分钟。

【功用】清利湿热，健脾理气，行消水湿。

【应用】水湿壅盛郁胀引起的妇女肥胖、面部郁胀，身重肢肿，带下。

血海（Xuèhǎi）（SP10）

【标准定位】屈膝，在大腿内侧，髌底内侧端上 2 寸，当股四头肌内侧头的隆起处。

【取法】正坐屈膝，于髌骨内上缘上 2 寸，当股内侧肌突起中点处取穴；或正坐屈膝，医生面对病人，用手掌按在病人膝盖骨上，掌心对准膝盖骨顶端，拇指向内侧，当拇指尖所到之处是穴。（图 2-5-7、8）

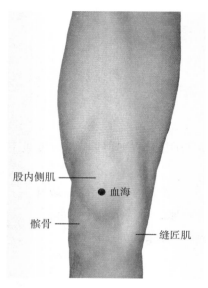

图 2-5-7　脾经经穴 7

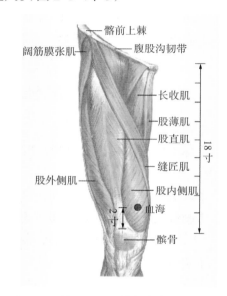

图 2-5-8　脾经经穴 8

【刺灸法】刺法：直刺 1.0~2.0 寸，局部酸胀，可向髌部放散。

灸法：艾炷灸 5~7 壮或温针灸 10~20 分钟，艾条灸 10~20 分钟。

【功用】活血补血。

【应用】血瘀之月经不调、痛经、肥胖、痤疮、脱发、黄褐斑、湿疹、神经性皮炎、荨麻疹；血虚之月经不调、皮肤瘙痒、面色萎黄、口唇爪甲色淡、头晕眼花、心悸失眠等。

大横 (Dàhéng)(SP15)

【特异性】交会穴之一，足太阴、阴维之会。

【标准定位】在腹中部，距脐中4寸。（图2-5-9、10）

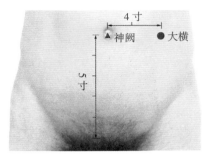

图2-5-9　脾经经穴9

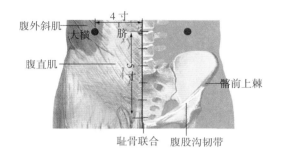

图2-5-10　脾经经穴10

【刺灸法】刺法：①直刺1.0~1.5寸，局部酸胀，可扩散至同侧腹部。②平刺2.0~2.5寸，透神阙，治肠道寄生虫症。局部酸胀，可扩散至同侧腹部。

灸法：艾炷灸5~7壮，艾条灸或温针灸10~20分钟。

【功用】温中散寒，调理肠胃。

【应用】腹部肥胖，便秘，腹胀。

大包 (Dàbāo)(SP 21)

【特异性】脾之大络。

【标准定位】在侧胸部，腋中线上，腋下6寸，当第6肋间隙中。

【取法】侧卧举臂，于第6肋间隙之腋中线上侧取穴。（图2-5-11、12）

【刺灸法】刺法：①斜刺或向后平刺0.5~0.8寸。局部酸胀。②治颈部扭伤可向上斜刺。局部酸胀。严禁深刺，以防刺伤肺脏。

灸法：艾炷灸3壮，艾条灸10~20分钟。

【功用】调理气血。

【应用】面部荨麻疹。

【注意事项】在大包穴针刺，也应避免刺破壁膜和肺脏。为此，应循肌骨的长轴方向，勿与其长轴垂直刺入。宜视胸壁之厚度，掌握进针深度。

《中国针灸学》（程莘农主编）提出此穴斜刺 0.3~0.5 寸。不可深刺，以防气胸。

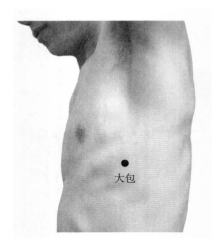

图 2-5-11　脾经经穴 11

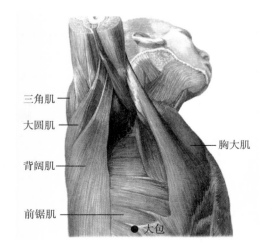

图 2-5-12　脾经经穴 12

第六节　手少阴心经美容穴

（一）心经经穴

本经一侧 9 穴（左右两侧共 18 穴），1 穴分布在腋窝部，8 穴分布在上肢掌侧面的尺侧。首穴极泉，末穴中冲。本经腧穴应用心胸循环系统疾病和本经脉所经过部位的病症。

（二）美容原理

清降心火，镇静安神。

（三）美容应用

1. 心经实热、虚热　心经实热、虚热所引起的烦躁不安、失眠、痤疮、皮肤油腻或干燥、口干口臭、暗哑等。

2. 心血不足　心血不足引起的形神失养，心悸、失眠多梦、面色不华憔悴。

（四）常用经穴

少海（Shàohǎi）（HT3）

【特异性】五输穴之
一，本经合穴。

【标准定位】屈肘，
在肘横纹内侧端与肱骨
内上髁连线的中点处。
（图2-6-1、2）

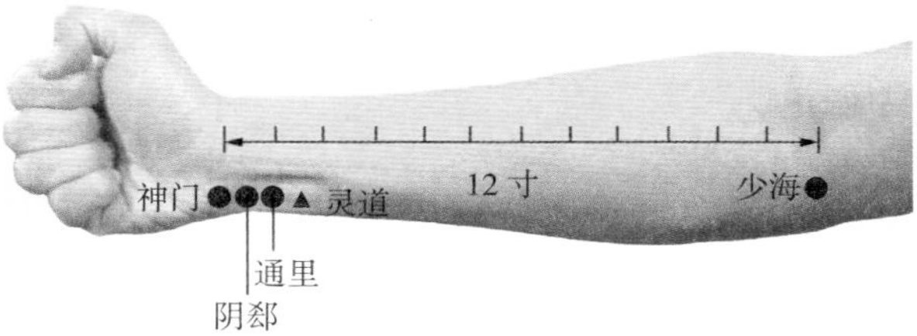

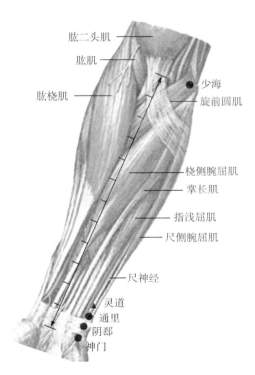

图2-6-1 心经经穴1

【取法】屈肘举臂，
以手抱头，在肘内侧横纹尽头处取穴。

【刺灸法】刺法：直刺0.5~1.0寸，局部酸胀，或有麻电感向前臂放散。

灸法：艾炷灸3~5壮，艾
条灸或温针灸5~10分钟。

【功用】理气通络，宁心
安神。

【应用】心经有热，烦躁
不安，心悸；牙痛、牙龈肿
痛；咽喉肿痛，声音嘶哑。

通里（Tōnglǐ）（HT5）

【特异性】本经络穴。

【标准定位】在前臂掌侧，
神门与少海穴连线上，距神门
穴1寸处。（图2-6-1、2）

【取法】仰掌，于尺侧腕
屈肌腱桡侧缘，腕横纹上1寸
取之。

【刺灸法】刺法：直刺

图2-6-2 心经经穴2

0.3~0.5 寸，局部酸胀，针感亦可循心经下行到无名指或小指，或循心经上行至前臂、肘窝、腋内，个别可走向胸部。

灸法：艾炷灸 1~3 壮，艾条灸 10~20 分钟。

【功用】安神志，清虚热，通经活络。

【应用】神经衰弱，癔症，头痛眩晕，情绪低落，悲恐怕人，心烦，失眠，心悸或心动过缓；月经过多。

阴郄（Yīnxì）（HT6）

【特异性】手少阴之郄穴。

【标准定位】在前臂掌侧，神门与少海穴连线上，距神门穴 0.5 寸处。（图 2-6-1、2）

【取法】仰掌，于尺侧腕屈肌腱桡侧缘，腕横纹上 0.5 寸处取穴。

【刺灸法】刺法：直刺 0.3~0.5 寸，局部酸胀，并可循经下行至无名指和小指，或循经上行至前臂、肘窝、上臂内侧，有患者针感可传向胸部。针刺时避开尺动、静脉。

灸法：艾炷灸 3 壮，艾条灸 10~20 分钟，本穴近腕关节处，不宜直接灸，以免烫伤引起疤痕而影响关节活动。

【功用】清心安神，固表开音。

【应用】心经虚热引起的神经衰弱，五心烦热，口干口臭，失眠，黑眼圈。

神门（Shénmén）（HT7）

【特异性】五输穴之一，本经输穴；五行属土。心之原穴。

【标准定位】在腕部，腕掌侧横纹尺侧端当尺侧腕屈肌腱的桡侧缘凹陷处。（图 2-6-1、2）

【取法】仰掌，于豌豆骨后缘桡侧，当掌后第 1 横纹上取穴。

【刺灸法】刺法：①直刺 0.3~0.5 寸，局部酸胀并可有麻电感向指端放散。②向上平刺 1.0~1.5 寸透灵道穴，局部酸胀并可有麻电感向指端放散。针刺时避开尺动、静脉，以免引起出血。

灸法：艾炷灸 1~3 壮，艾条温灸 5~15 分钟。

【功用】宁心安神，通经活络。

【应用】神经衰弱，情绪不稳定，心烦失眠，健忘，心悸；口疮口臭。

少府 （ Shàofǔ ）（ HT8 ）

【标准定位】在手掌面，第4、5掌骨之间，握掌时，当小指尖处。

【取法】仰掌，手指屈向掌心横纹，当小指指尖下凹陷处取穴。（图2-6-3、4）

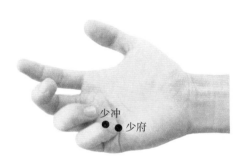

图 2-6-3　心经经穴 3　　　　　图 2-6-4　心经经穴 4

【刺灸法】刺法：直刺 0.3~0.5 寸，局部胀痛向肘部或小指放散，手法用平补平泻法。

灸法：艾炷灸 3~5 壮，艾条灸 5~7 分钟。

【功用】清心泻火，理气活络。

【应用】心神疾患：心悸，胸痛，善笑，悲恐，善惊。

少冲 （ Shàochōng ）（ HT9 ）

【特异性】五输穴之一，本经井穴。

【标准定位】在手小指末节桡侧，距指甲根角 0.1 寸。（图2-6-5、6）

【取法】微握拳，掌心向下，小指上翘，于小指爪甲桡侧缘与基底部各作一线，两线相交处取穴。

【刺灸法】刺法：①浅刺 0.1~0.2 寸，局部胀痛。②用三棱针点刺出血。

灸法：艾炷灸 3~5 壮，艾条灸 5~10 分钟。

【功用】清心泻火，理气活络。

【应用】心火上炎，心烦失眠，口疮，目赤，咽喉肿痛。

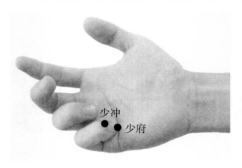
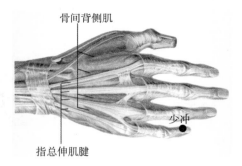

图 2-6-5　心经经穴 5　　　　　　　图 2-6-6　心经经穴 6

第七节　手太阳小肠经美容穴

（一）小肠经经穴

本经一侧 19 穴（左右两侧共 38 穴），4 穴分布在头颈部，7 穴分布在肩背部，8 穴分布在上肢外侧面的后缘。首穴少泽，末穴听宫。本经腧穴应用小肠、心胸、咽喉、颈、面、五官疾病和本经脉所经过部位的病症。

（二）美容原理

1. 小肠与心相表里　小肠与心相表里，是心火的清泻途径。心火最容易扰动心神，还可引起血热，带来皮肤、毛发、五官等美容问题。刺激小肠经或穴位有助于清降心火。

2. 小肠经行手部、面颊　小肠经行手部、面颊，故手部以及面部美容按摩、面瘫、面肌痉挛、黄褐斑、痤疮、面肿、面痛等均常用之。

（三）美容应用

1. 头面皮肤、五官、神经的局部病变。
2. 神经衰弱，烦躁、失眠、头痛等。

（四）常用经穴

后溪（Hòuxī）（SI3）

【标准定位】在手掌尺侧，微握拳，当小指本节（第5掌指关节）后的远侧掌横纹头赤白肉际。

【取法】在手掌尺侧，微握拳，第5掌指关节后的远侧掌横纹头赤白肉际处取穴。（图2-7-1、2）

【刺灸法】刺法：直刺0.5~0.8寸，局部酸胀或向整个手掌部放散，

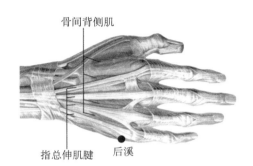

图2-7-1　小肠经经穴1

深刺可透合谷穴。

灸法：艾炷灸1~3壮，艾条灸5~10分钟。

【功用】清头明目，安神定志，通经活络。

【应用】面瘫，眼睑闭合不全；内热烦躁不安，情绪

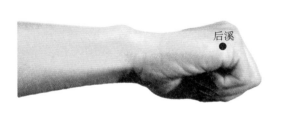

图2-7-2　小肠经经穴2

不稳定；落枕，头项强痛；荨麻疹。

支正（Zhīzhèng）（SI 7）

【类属】本经络穴。

【标准定位】在前臂背面尺侧，当阳谷与小海穴的连线上，腕背横纹上5寸。（图2-7-3、4）

【取法】屈肘俯掌，在腕背横纹上5寸尺骨内侧缘处取穴。

【刺灸法】刺法：直刺或斜刺0.5~1.0寸，局部重胀，可向下放散至手。

灸法：艾炷灸3~5壮，艾条灸或温针灸5~10分钟。

【功用】清热解毒，安神定志，通经活络。

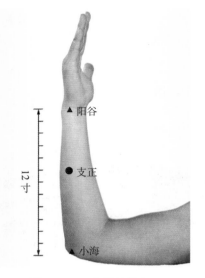

图 2-7-3　小肠经经穴 3

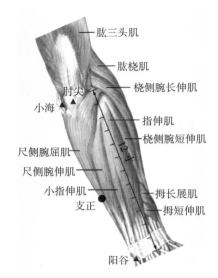

图 2-7-4　小肠经经穴 4

【主治】神经衰弱，神经性头痛，记忆力下降，惊恐悲愁，七情郁结不舒，传染性疣，体癣，疥疮。

颧髎（Quánliáo）（SI18）

【特异性】交会穴之一，手少阳、太阳之会。

【标准定位】在面部，当目外眦直下，颧骨下缘凹陷处。

【取法】正坐或仰卧位，于颧骨下缘平线与目外眦角垂线之交点处，约与迎香同高。（图 2-7-5、6）

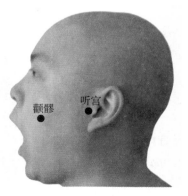

图 2-7-5　小肠经经穴 5

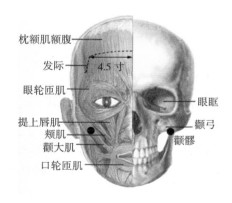

图 2-7-6　小肠经经穴 6

【刺灸法】刺法：直刺 0.2~0.3 寸，局部酸胀，可扩散至半侧颜面部。

灸法：艾炷灸 2~3 壮，艾条温和灸 5~10 分钟。美容除皱，则温灸至皮肤温热舒适，每日 1 次，每月 20 次。

【功用】清热消肿，祛风通络。

【应用】面痛，眼睑𥆧动，口㖞，龈肿齿痛；黄褐斑；痤疮。

听宫（Tīnggōng）（SI19）

【特异性】交会穴之一，手足少阳、手太阳之会。

【标准定位】在面部，耳屏前；下颌骨髁状突的后方，张口时呈凹陷处。（图 2-7-7、8）

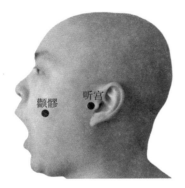

颧髎　听宫

图 2-7-7　小肠经经穴 7

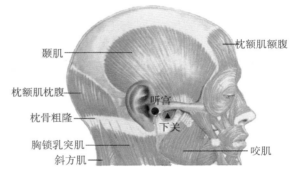

颞肌　　　　　　枕额肌额腹

枕额肌枕腹

枕骨粗隆　　听宫

　　　　　　下关

胸锁乳突肌　　　　　　　咬肌

斜方肌

图 2-7-8　小肠经经穴 8

【取法】正坐或仰卧位，微张口，于耳屏前缘与下颌小头后缘之间凹陷处取穴。

【刺灸法】刺法：张口直刺 0.5~1.0 寸，局部酸胀，可扩散至耳周部和半侧面部，有时有鼓膜向外鼓胀之感。

灸法：温针灸 3~5 壮，艾条灸 10~30 分钟，或药物天灸。

【功用】宣开耳窍，宁神定志。

【应用】耳鸣，耳聋，聤耳。

第八节　足太阳膀胱经美容穴

（一）膀胱经经穴

本经一侧 67 穴（左右两侧共 134 穴），49 穴分布在头面部、颈部、背腰部，18 穴分布在下肢后面的正中线和足的外侧部。首穴睛明，末穴至阴。本经腧穴应用泌尿系统、生殖系统、消化系统、循环系统、呼吸系统疾病和本经脉所经过部位的病症。

（二）美容原理

1. 膀胱经的背俞穴，与五脏六腑相对应，善于调理内脏，是治本的美容穴位。

2. 行于面部的支脉，调理局部气血，用于面部尤其眼睛的美容。

3. 上行于头部腧穴，善于安神定志，用于调神。

4. 根据"上病下取"的原则，影响美容的上焦、头面、五官病变，常取下肢尤其脚部的特定穴治疗。

（三）美容应用

1. 脏腑功能失调引起的与美容关系密切的疾病：失眠、便秘、郁证、月经不调、带下病等。

2. 脏腑气血、寒热虚实失调引起的一系列美容问题：肥胖、消瘦、面色不华、皮肤油腻或干燥、皮肤过敏、黄褐斑、痤疮、早衰等。

3. 经脉所过部位如头、面、目等的保健或治疗美容。

（四）常用经穴

睛明（Jīngmíng）（BL1）

【特异性】交会穴之一，手足太阳、足阳明、阴跷、阳跷、少阳、督脉之会。

【标准定位】在面部，目内眦角稍上方凹陷中。（图 2-8-1、2）

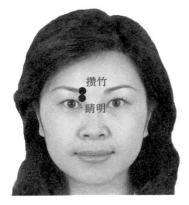

图 2-8-1　膀胱经经穴 1

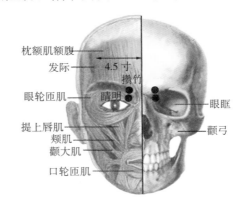

枕额肌额腹
发际　4.5 寸
攒竹
眼轮匝肌　睛明
眼眶
提上唇肌　颧弓
颊肌
颧大肌
口轮匝肌

图 2-8-2　膀胱经经穴 2

【刺灸法】刺法：嘱患者闭目，医生用左手轻推眼球向外侧固定，右手持针缓慢刺入，紧靠眼眶直刺 0.3~1.2 寸，不提插，不捻转，局部酸胀，并扩散至眼球及其周围。出针时按压针孔片刻，避免内出血。本穴针刺不可过深，以免刺入颅腔，损伤颅中窝大脑颞叶等重要结构。

灸法：本穴禁灸。

【功用】明目退翳，祛风清热。

【应用】久视疲劳；面瘫，口眼㖞斜，眼轮匝肌痉挛。

【注意事项】如果针刺入皮肤时稍低，可能刺中上泪小管或睑内侧韧带，使进针稍感困难。

在睛明穴处针刺，应做到三不要：

1. 不要刺中内眦静脉，为此，刺针应稍偏于外侧。

2. 不要刺破眶内的静脉，为此，针刺要轻缓前进，绝不可提插捻转。

3. 不要刺中视神经，为此，针刺宜入穴位 2~3 分，不可超 0.5 寸。《新针灸学》谓宜 2 分深。

攒竹（Cuánzhú）（BL2）

【标准定位】在面部，当眉头陷中，眶上切迹处。（图 2-8-1、2）

【刺灸法】刺法：①直刺 0.1~0.3 寸，局部酸胀。②向下斜刺 0.5~1.0 寸，透睛明穴，局部及眼眶周围酸胀。③平刺 1.0~1.5 寸，透鱼腰穴，局部麻胀，向眼眶放散，以治疗眉棱骨痛。④三棱针点刺挤压出血，以治疗目赤肿痛。

灸法：此穴禁灸。

揉按双侧攒竹穴 30~50 次，可预防各种眼疾。

【功用】清热散风，活络明目。

【应用】视物不清；面瘫，面肌痉挛；头痛。

天柱（Tiānzhù）（BL10）

【标准定位】在项部，在筋（斜方肌）外缘之后发际凹陷中，约当后发际正中旁开 1.3 寸。（图 2-8-3、4）

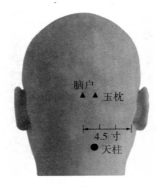

图 2-8-3　膀胱经经穴 3

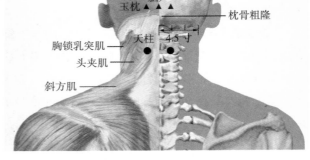

图 2-8-4　膀胱经经穴 4

【取法】正坐低头或俯卧位，先取哑门，再旁开 1.3 寸，当斜方肌外侧取之。

【刺灸法】刺法：直刺或斜刺 0.5~0.8 寸，局部酸胀，可扩散至后头部，有时可向前扩散至眼部。不可向上方深刺，以免损伤延髓。

灸法：艾炷灸 3~5 壮，艾条灸 5~10 分钟。

【功用】强筋骨，安神志，清头目。

【应用】神经衰弱，失眠，面容憔悴；疮症。

【注意事项】针刺天柱穴宜直刺向前，切勿向前内方向深进，因为后者可能刺透寰枢后膜进入椎管，并可损伤脊髓。

风门（Fēngmén）（BL12）

【特异性】交会穴之一，督脉、足太阳之会。

【标准定位】在背部，当第2胸椎棘突下，旁开1.5寸。俯卧位取穴。（图2-8-5、6）

【刺灸法】刺法：①微向脊柱方向斜刺0.5~0.8寸，局部酸胀，有时向肋间放散。②自上而下沿肌层透刺，进针1~1.5寸。但应注意，针刺时应朝向前内，斜刺入骶棘肌中，严禁直向前刺或向前外深刺，以免刺伤胸膜及肺，引起气胸。

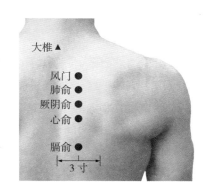

图 2-8-5　膀胱经经穴 5

灸法：艾炷灸5~9壮，艾条灸10~20分钟或药物天灸。强身保健则温灸至局部皮肤温热舒适或稍见红晕为度，每日1次，每月20次，可预防中风；或隔姜灸3~5壮，每日1次，每月20次，可预防感冒。

【功用】益气固表，祛风解表，泄胸中热。

【应用】皮肤过敏、荨麻疹、皮肤瘙痒。

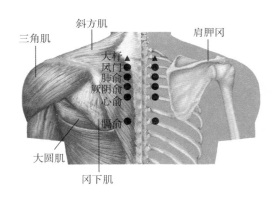

图 2-8-6　膀胱经经穴 6

【注意事项】针刺风门穴，如同在大杼穴一样，主要应避免刺中壁胸膜及肺。为此，针刺宜循肋骨长轴向前内方，不可与肋骨长轴垂直刺入。

肺俞（Fèishū）（BL13）

【特异性】背俞之一，肺之背俞穴。

【标准定位】在背部，当第3胸椎棘突下，旁开1.5寸。（图2-8-5、6）

【刺灸法】刺法：向内斜刺0.5~0.8寸，局部酸胀，可向肋间扩散。不可深刺，以防气胸。

灸法：艾炷灸5~9壮，艾条灸10~20分钟或药物天灸。强身保健则采用隔姜灸 3~5 壮或温灸至皮肤稍见红晕，每日 1 次，每月 20 次，或累计灸百余壮。

【功用】清热解表，宣理肺气。

【应用】皮肤瘙痒，皮肤过敏，皮肤干燥，麻疹；痤疮。

【注意事项】针刺肺俞穴，也宜循肋骨长轴刺入。如果与肋骨长轴成垂直刺入，针尖可刺过肋间肌、壁胸膜直至肺脏，必将引起血胸、气胸。

厥阴俞（Juéyīnshū）（BL14）

【特异性】背俞之一，心包之背俞穴。

【标准定位】在背部，当第 4 胸椎棘突下，旁开 1.5 寸。（图 2-8-5、6）

【刺灸法】刺法：向内斜刺 0.5~0.8 寸，局部麻胀感。针斜刺入骶棘肌中，严禁直刺向前或向前外深刺，以免刺伤胸膜及肺，引起气胸。心绞痛者可行龙虎交战手法。

灸法：艾炷灸 5~9 壮，艾条灸 10~20 分钟。

【功用】活血理气，清心宁志。

【应用】情绪郁闷，胸痛胸闷；神经衰弱，失眠。

【注意事项】针刺厥阴俞穴也与针刺肺俞穴相同，主要应避免刺中壁胸膜和肺。为此，针刺宜循肋骨长轴刺向前内侧，勿与肋骨长轴垂直刺入。

心俞（Xīnshū）（BL15）

【特异性】背俞之一，心之背俞穴。

【标准定位】在背部，当第 5 胸椎棘突下，旁开 1.5 寸处。（图 2-8-5、6）

【刺灸法】刺法：①向内斜刺 0.5~0.8 寸，局部酸胀，可沿季胁到达前胸。②平刺，向上、下沿肌层透刺，进针 1.0~2.0 寸，局部酸胀。

灸法：艾炷灸 5~9 壮，艾条灸 10~20 分钟或药物天灸。强身保健则温灸至皮肤温热舒适，每日 1 次，每月 20 次。

【功用】美容养神，宁心调神。

【应用】神经衰弱，失眠，多梦，健忘，憔悴；心经有热：心烦、失眠、口苦口臭；癔症（妇人脏躁），善悲欲哭；痤疮，皮肤疮疡。

【注意事项】针刺心俞穴，也如同膀胱经以上几个穴位，主要应避免刺中壁胸膜和肺。为此，针刺应循肋骨长轴刺向前内侧，勿与肋骨长轴垂直刺入。不可深刺，以防气胸。

膈俞（Géshū）（BL17）

【特异性】八会穴之一，血会膈俞。

【标准定位】在背部，在第7胸椎棘突下，旁开1.5寸处。（图2-8-5、6）

【取法】俯卧位，于第7胸椎棘突下至阳穴旁开1.5寸取穴，约与肩胛下角相平。

【刺灸法】刺法：向内斜刺0.5~0.8寸，局部酸胀，可向肋间放散。不宜深刺，以防气胸。

灸法：艾炷灸5~9壮，艾条灸10~20分钟或药物天灸。强身保健则温灸至皮肤温热舒适，每日1次，每月20次，治血液病多采用累计灸法。

【功用】补血活血，行气通脉。

【应用】食欲不振，营养不良，贫血血虚，形体消瘦。面色萎黄，头发稀疏黄软，脱发，口唇爪甲色淡，心悸，健忘，失眠，多梦；皮肤过敏，皮肤瘙痒、干燥，荨麻疹；痤疮，黄褐斑，扁平疣。

【注意事项】不可深刺，以防气胸。

肝俞（Gānshū）（BL18）

【特异性】背俞之一，肝之背俞穴。

【标准定位】在背部，当第9胸椎棘突下，旁开1.5寸处。（图2-8-7、8）

【刺灸法】刺法：①向内斜刺0.5~0.8寸，局部酸胀，可向肋间放散。②可向下平刺1~1.5寸，局部酸胀。

灸法：艾炷灸5~9壮，艾条灸10~20分钟，长期灸肝俞穴可预防贫

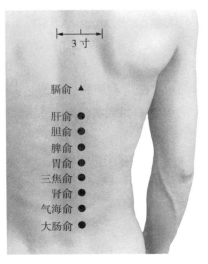

图2-8-7 膀胱经经穴7

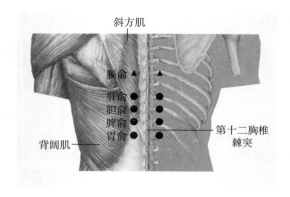

斜方肌

膈俞 ▲

肝俞
胆俞
脾俞
胃俞

第十二胸椎棘突

背阔肌

图 2-8-8　膀胱经经穴 8

血和失眠症。

【功用】疏肝理气，利胆解郁。

【应用】实证肝气郁结，气滞血瘀，神情抑郁、压抑，皮肤油腻或干燥，眼睑下垂，痤疮，黄褐斑，月经不调，月经疹。虚证肝肾不足，阴精亏损，神经衰弱，失眠健忘，精神不振，形容早衰，腰膝酸软

无力。脾虚痰湿内盛，高脂血症。

【注意事项】针刺肝俞穴，依然主要应避免刺中壁胸膜和肺。为此，针刺应循肋骨长轴刺向前内侧，勿与肋骨长轴呈垂直刺入。不可深刺，以防气胸。

胆俞（Dǎnshū）（BL19）

【特异性】背俞之一，胆之背俞穴。

【标准定位】在背部，当第 10 胸椎棘突下，旁开 1.5 寸处。（图 2-8-7、8）

【刺灸法】刺法：向内斜刺 0.5~0.8 寸，局部酸胀，可向肋间放散。胆绞痛时可用龙虎交战手法。不宜深刺，以防气胸。

灸法：艾炷灸 5~9 壮，艾条灸 10~20 分钟，强身保健温灸至局部温热舒适，每日 1 次，每月 20 次；治疗胆病则多采用累计灸法。

【功用】疏肝利胆，养阴清热，和胃降逆。

【应用】心胆气虚，神怯失眠，惊恐不安；妇女湿热带下；肥胖，高脂血症。

【注意事项】针刺胆俞穴，也主要应避免刺中壁胸膜和肺。为此，针刺宜循肋骨长轴刺向前内侧，勿与肋骨长轴呈垂直刺入。

脾俞（Píshū）（BL20）

【特异性】背俞之一，脾之背俞穴。

【标准定位】在背部，当第 11 胸椎棘突下旁开 1.5 寸处。（图 2-8-7、8）

【刺灸法】刺法：向内斜刺 0.5~0.8 寸，局部酸胀，并向腰部扩散。针刺不宜过深，以防气胸。

灸法：艾炷灸 5~9 壮，艾条灸 10~20 分钟。强身保健则温灸至局部温热舒适，每日 1 次，每月 20 次，或采用累计灸百余壮。

【功用】健脾统血，和胃益气。

【应用】脾虚化源不足：食欲不振，大便烂，面色不华，皮肤干枯，口唇色淡，形体消瘦，肌肉松弛，眼睑下垂，早衰，神经性厌食，神经性呕吐。脾虚痰湿内盛：形体肥胖臃肿，胸闷头昏不清，毛发不茂，白带多，舌苔厚腻。

【注意事项】脾俞穴在肺下缘之下，但在胸膜下缘之上，深吸气肺扩张时，其下缘可接近胸膜下缘，所以，针刺脾俞穴，也应避免刺中壁胸膜和肺。为此，针刺应循肋骨长轴刺向前内侧，勿与肋骨长轴呈垂直刺入。不宜深刺，以防气胸和刺伤肝脏。

胃俞（Wèishū）（BL21）

【特异性】背俞之一，胃之背俞穴。

【标准定位】在背部，当第 12 胸椎棘突下，旁开 1.5 寸处。（图 2-8-7、8）

【刺灸法】刺法：直刺 0.5~0.8 寸，局部酸胀，可向腰部及腹部放散。胃脘剧痛时采用龙虎交战手法。针刺不宜过深，以免伤及肾脏。

灸法：艾炷灸或温针灸 5~9 壮，艾灸 10~20 分钟。强身保健则温灸至皮肤温热舒适，每日 1 次，每月 20 次或用累计灸法。

【功用】和胃健脾，消食利湿。

【应用】脾胃虚弱，化源不足，形神失养，消瘦，肌肉松软不充。胃肠积滞，大便不通。

【注意事项】针刺胃俞穴，一方面需避免刺中壁胸膜；另一方面需避免刺中肾实质。胃俞穴的位置适在肋胸膜与膈胸膜返折线处，如果针刺向前深入，可能刺中壁胸膜。为此，针刺不宜向前太深。从竖脊肌再向深方，依次为胸膜筋膜前层、腰方肌及其筋膜、肾筋膜后层、肾脂肪囊和肾实质。胃俞穴正对肾内缘稍内侧，针刺胃俞穴也不宜向前外侧刺透腰方肌，否则可能伤及肾实质。针刺胃俞穴时以刺向前内侧不太深较为安全。

三焦俞（Sānjiāoshū）（BL22）

【特异性】背俞之一，三焦之背俞穴。

【标准定位】在腰部，当第1腰椎棘突下，旁开1.5寸处。（图2-8-9、10）

【刺灸法】刺法：直刺0.8~1.0寸，局部酸胀，可向腰部及腹部放散。

灸法：艾炷灸或温针灸5~9壮，艾条灸10~20分钟。强身保健则温灸至皮肤温热舒适，每日1次，每月20次，或采用累计灸法。

【功用】调三焦，利水道，益元气，强腰膝。

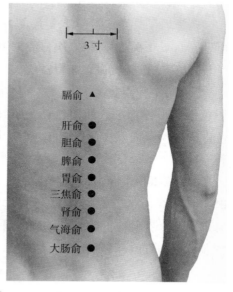

3寸

膈俞 ▲
肝俞 ●
胆俞 ●
脾俞 ●
胃俞 ●
三焦俞 ●
肾俞 ●
气海俞 ●
大肠俞 ●

图2-8-9　膀胱经经穴9

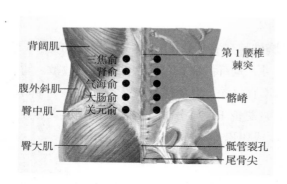

背阔肌———
三焦俞 ●
肾俞 ●
气海俞 ●
大肠俞 ●
关元俞 ●
腹外斜肌———
臀中肌———
臀大肌———

第1腰椎棘突
髂嵴
骶管裂孔
尾骨尖

图2-8-10　膀胱经经穴10

【应用】水湿内停，痰湿壅盛，形体臃肿肥胖；胸闷腹胀，便秘；妇人瘦瘠。

【注意事项】针尖不宜向外侧深刺，以防刺穿腹腔后壁而损伤肾脏。针刺三焦俞穴，主要应避免刺中肾脏及其动、静脉以及输尿管。在三焦俞穴区，由浅入深，依次为胸腰筋膜前层、腰方肌、肾筋膜后层、肾脂肪囊和肾血管等。为不伤及肾脏及肾动、静脉以及输尿管。针刺向前内侧，勿刺透腰方肌。

肾俞（Shènshū）（BL23）

【特异性】背俞之一，肾之背俞穴。

【标准定位】在腰部，当第 2 腰椎棘突下，旁开 1.5 寸。（图 2-8-9、10）

【取法】俯卧位，先取与脐相对的命门穴，再于命门旁 1.5 寸处取穴。

【刺灸法】刺法：直刺 0.8~1.0 寸，腰部酸胀，有麻电感向臀及下肢放散。肾绞痛时可采用龙虎交战手法。

灸法：艾炷灸或温针灸 5~9 壮，艾条灸 10~20 分钟或药物天灸。强身保健则采用瘢痕灸，每年 1 次，或隔附子饼灸 5~7 壮，或温灸皮肤稍见红晕。每日 1 次，每月 20 次，或累计灸百余壮。

【功用】益肾强腰，壮阳利水，明目聪耳。

【应用】肾阴虚：形体消瘦，五心烦热，失眠，皮肤或干燥易生色斑，或油腻易生痤疮；肾阳虚：形寒肢冷，萎靡不振，面色㿠白，腰膝冷痛，皮肤干枯，早衰，易生黑眼圈；肝肾不足，腰膝酸软无力，形容憔悴，脱发，早衰；心肾不交，神经衰弱，失眠等；月经不调，慢性盆腔炎、附件炎。

【注意事项】肾脏组织柔软，因肾筋膜在上方与膈下筋膜连着，呼吸时肾亦有稍许的上下移动。针尖刺入肾脏，必将划破肾组织，引起局部出血和血尿。针尖不可向外斜刺过深，以防刺伤肾脏。

气海俞（Qìhǎishū）（BL24）

【标准定位】在腰部，当第 3 腰椎棘突下，旁开 1.5 寸处。（图 2-8-9、10）

【刺灸法】刺法：直刺 0.8~1.0 寸，局部酸胀，可有触电感向臀及下肢放散。

灸法：艾炷灸或温针灸 5~9 壮，艾条灸 10~20 分钟。强身保健则温灸至皮肤稍见红晕为度，每日 1 次，每月 20 次。

【功用】补肾壮阳，行气活血。

【应用】月经不调、痛经；身体瘦弱，抵抗力差。

大肠俞（Dàchángishū）（BL25）

【特异性】背俞之一，大肠之背俞穴。

【标准定位】在腰部，当第 4 腰椎棘突下，旁开 1.5 寸处。（图 2-8-9、10）

【刺灸法】刺法：①直刺 0.8~1.0 寸，局部酸胀，有麻电感向臀部及下肢放散。②向下平刺 2.0~2.5 寸，透小肠俞，局部酸胀，扩散至骶髂关节，以治疗骶髂关节炎。③外斜刺 2.0~2.5 寸，有麻电感向臀部及下肢放散，以治疗坐骨神经痛。

灸法：艾炷灸或温针灸 5~9 壮，艾条灸 10~20 分钟或药物天灸。强身保健则温灸至皮肤稍见红晕为度，每日 1 次，每月 20 次。

【功用】疏调肠胃，理气化滞。

【应用】用于胃肠积滞，通泻糟粕。便秘，口臭，口腔溃疡；痤疮、皮脂溢出；肥胖。

关元俞（Guānyuánshū）（BL26）

【标准定位】在腰部，当第 5 腰椎棘突下，旁开 1.5 寸处。（图 2-8-11、12）

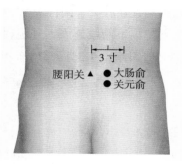
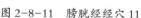

图 2-8-11　膀胱经经穴 11

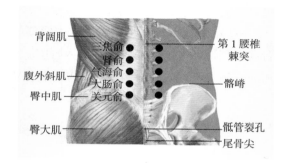

图 2-8-12　膀胱经经穴 12

【刺灸法】刺法：直刺 0.8~1.0 寸，局部酸胀，有麻电感向下放散。

灸法：艾炷灸或温针灸 5~9 壮，艾条温和灸 10~20 分钟。强身保健则温灸至皮肤微见红晕为度，每日 1 次，每月 20 次。

【功用】培元固本，调理下焦。

【应用】素体阳虚，形寒怕冷，精神不振，面色㿠白，泄泻；妇女贫血、慢性盆腔炎。

委中（Wěizhōng）（BL40）

【特异性】五输穴之一；本经合穴。

【标准定位】在腘横纹中点，当股二头肌肌腱与半腱肌肌腱的中间。俯卧位取穴。

【取法】俯卧位，在腘横纹中点，当股二头肌腱与半腱肌的中间。（图2-8-13、14）

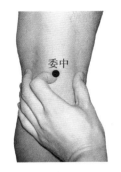

图 2-8-13　膀胱经经穴 13

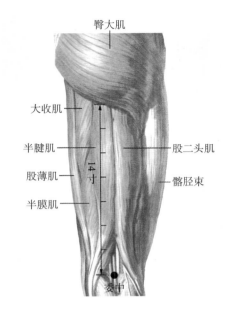

图 2-8-14　膀胱经经穴 14

【刺灸法】刺法：①直刺 0.5~1.0 寸，针感为沉、麻、胀，可向下传导至足部。②用三棱针点刺腘静脉出血。

灸法：艾炷灸或温针灸 5~7 壮，艾条灸 10~20 分钟。

【功用】清暑泄热，凉血解毒，醒脑安神，疏筋活络。

【应用】皮肤热毒：丹毒、疔疮、湿疹，疖肿，肌衄，皮肤瘙痒。

膏肓（Gāohuāng）（BL43）

【标准定位】在背部，当第 4 胸椎棘突下，旁开 3 寸。俯卧位取穴。（图2-8-15、16）

【刺灸法】刺法：斜刺 0.5~0.8 寸，局部酸胀，有时扩散至肩胛部。不可深刺，以防气胸。

灸法：艾炷灸 7~15 壮，艾条灸 20~30 分钟；或药物天灸。强身保健多采用疤痕灸，每年 1 次；或灸至

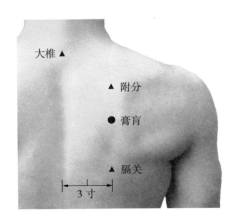

图 2-8-15　膀胱经经穴 15

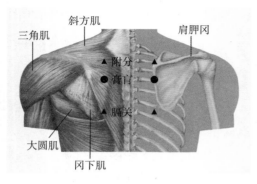

图 2-8-16　膀胱经经穴 16

局部温热舒适，每日 1 次，每月 20 次。

【功用】补虚益损，调理肺气。

【应用】慢性虚损的病症：脾胃虚弱，面色萎黄，形体瘦削，肌肉松软；神经衰弱，失眠、心悸、健忘。

【注意事项】针刺膏肓俞穴，主要是避免刺伤壁胸膜和肺脏。为此，针刺宜循肋骨长轴方向，勿与其垂直刺入，绝不可刺透肋间内肌进入胸腔。

阳纲（Yánggāng）（BL48）

【标准定位】在背部，当第 10 胸椎棘突下，旁开 3 寸。俯卧取穴。（图 2-8-17、18）

【刺灸法】刺法：斜刺 0.5~0.8 寸，局部酸胀。不宜深刺，以防气胸。

灸法：艾炷灸 3~5 壮，艾条灸 5~10 分钟。

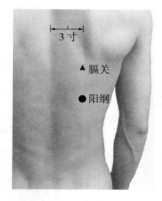

图 2-8-17　膀胱经经穴 17

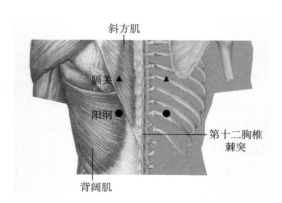

图 2-8-18　膀胱经经穴 18

【功用】清热利胆，和中化滞。

【应用】腹胀，饮食不下，四肢沉重倦怠，肥胖，高脂血症。

【注意事项】针刺阳纲穴如同针刺魂门穴，也主要应避免刺中壁胸膜和肺脏。为此，针刺宜循肋骨长轴方向，勿与其垂直刺入。绝不可刺透肋间内肌进入胸腔内。

承山（Chéngshān）（BL57）

【标准定位】在小腿后面正中，委中与昆仑之间，当伸直小腿或足跟上提时腓肠肌肌腹下出现尖角凹陷处。（图 2-8-19、20）

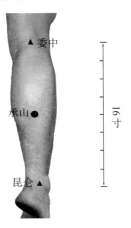
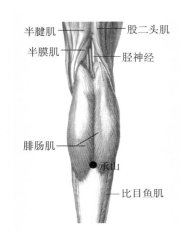

图 2-8-19　膀胱经经穴 19　　　　　图 2-8-20　膀胱经经穴 20

【取法】俯卧位，下肢伸直，足趾挺而向上，其腓肠肌部出现人字陷纹，从其尖下取穴。（图 32）

【刺灸法】刺法：直刺 1.0~1.5 寸，局部酸胀，或扩散到腘窝，或有麻电感向足底放散。

灸法：艾炷灸或温针灸 5~7 壮，艾条灸 10~20 分钟。

【功用】舒筋活络，调理肠腑。

【应用】痔疮，便秘，腰背疼，腿痛。

昆仑（Kūnlún）（BL60）

【标准定位】在足部外踝后方，当外踝尖与跟腱之间的凹陷处。（图 2-8-21、22）

【取法】正坐垂足着地或俯卧取穴。

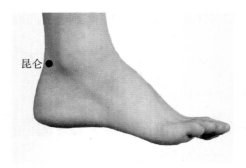

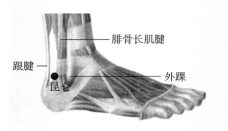

图 2-8-21　膀胱经经穴 21　　　　　　图 2-8-22　膀胱经经穴 22

【刺灸法】刺法：①直刺 0.5~1.5 寸，深刺可透太溪，局部酸胀，并向足趾放散。②向上斜刺 2.0~3.0 寸，透跗阳穴，局部酸胀，可扩散至足跟或足趾，可治甲状腺肿大。

灸法：艾炷灸或温针灸 5~9 壮，艾条灸 10~20 分钟。

【功用】舒筋活络，清头明目。

【应用】头痛眩晕，耳鸣，眠差，痤疮，黄褐斑；脚部多汗。

第九节　足少阴肾经美容穴

（一）肾经经穴

本经一侧 27 穴，（左右两侧共 54 个穴）10 个穴分布在足、下肢内侧后缘，17 个穴分布在胸腹部。首穴涌泉，末穴俞府。本经腧穴应用生殖泌尿系统、消化系统、呼吸系统、循环系统疾病和本经脉所经过部位的疾病。

（二）美容原理

1. 肾既是生之门，也是死之户，是人体生长与衰老的根本。抗衰老和肾的关系十分密切。

2. 肾为一身阴阳的根本：阴虚则形容失于濡润，出现干枯憔悴早衰之貌；内热则睡眠、情绪不安。阳虚则形神失于温养而缺乏生机；内寒则代谢滞缓而体内痰瘀郁积，从而影响到体形、损美性皮肤病的预后转归。

3. 肾主藏精，其华在发，主骨，齿为骨之余，茂密的头发，挺拔的骨骼，坚固的牙齿和肾精关系密切。

4.肾主生殖，与妇女乳房发育、月经关系密切。

（三）美容应用

1.中老年人养生保健，抗衰老；乳房的保健美容按摩。
2.肾阴不足、肾阳不足或阴阳不调引起的形神美容问题。
3.上病下取，心神、咽喉、头面的疾病治疗。
4.常见的妇科经、带疾病。

（四）常用经穴

涌泉（Yǒngquán）（KI1）

【**特异性**】五输穴之一，本经井穴。

【**标准定位**】在足底部，蜷足时前部凹陷处，约当足底2、3趾趾缝纹头与足跟连线的前1/3与后2/3交点上。（图2-9-1、2）

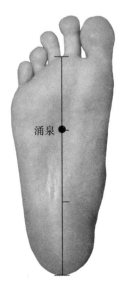

图2-9-1　肾经经穴1

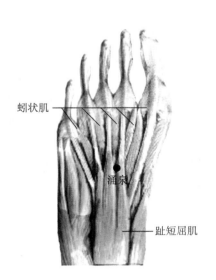

图2-9-2　肾经经穴2

【**取法**】仰卧或俯卧位，五趾跖屈，屈足掌，当足底掌心前面正中之凹陷处取穴。

【**刺灸法**】刺法：直刺0.5~1.0寸，局部胀痛或扩散至整个足底部。治疗头痛可透太冲，使针感向上扩散以达到巅顶为宜。

灸法：艾炷灸 3~5 壮，艾条灸 5~10 分钟，或药物天灸。

【功用】滋阴益肾，平肝息风、醒脑开窍。

【应用】虚火上炎，头晕头痛，五心烦热，失眠多梦，心烦；面痛、面肿；咽喉肿痛，失音，口腔炎，口臭等。

太溪（Tàixī）（KI3）

【特异性】五输穴之一，本经输穴；肾之原穴。

【标准定位】在足内侧，内踝后方，当内踝尖与跟腱之间的凹陷处。（图 2-9-3、4）

【刺灸法】刺法：①直刺 0.5~1.0 寸，深刺可透昆仑，局部有酸胀感，有麻电感向足底放散。②向内斜刺 0.5~1.0 寸，局部有酸胀感，有麻电感向足底放散。

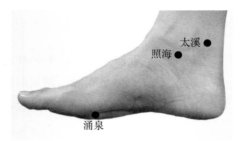

图 2-9-3　肾经经穴 3

灸法：艾炷灸或温针灸 3~5 壮，艾条灸 5~10 分钟。

【功用】补益肾阴肾阳。

【应用】阴虚内热：形体消瘦，皮肤干燥，黄褐斑，五心烦热，失眠多梦，腰膝酸软，脱发等。阳虚内寒：早衰，面色㿠白，形寒神疲，阳痿，早泄等。

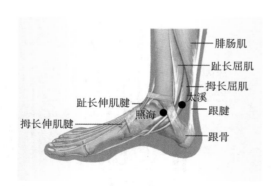

图 2-9-4　肾经经穴 4

照海（Zhàohǎi）（KI6）

【特异性】阴跷脉所生；八脉交会穴之一；交阴跷脉。

【标准定位】在足内侧，内踝尖下方凹陷处。（图 2-9-3、4）

【刺灸法】刺法：直刺 0.5~0.8 寸，局部酸麻，可扩散至整个踝部。

灸法：艾炷灸 3~5 壮，艾条温和灸 5~10 分钟。

【功用】滋阴调经，息风止痉，利咽安神。

【应用】头面五官疾患：咽喉肿痛暴喑。

复溜（Fùliū）（KI7）

【特异性】五输穴之一，本经经穴。

【标准定位】在小腿内侧，太溪直上 2 寸，跟腱的前方。（图 2-9-5、6）

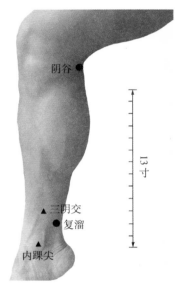
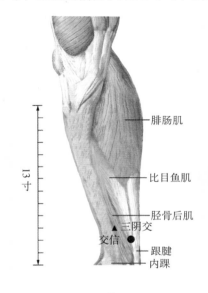

图 2-9-5　肾经经穴 5　　　　　图 2-9-6　肾经经穴 6

【刺灸法】刺法：直刺 0.8~1.0 寸，局部酸麻，或有麻电感向足底放散。消肿利水可用子午捣臼法。

灸法：艾炷灸或温针灸 3~5 壮，艾条灸 10~15 分钟，或药物天灸。
本穴为保健常用穴，经常按摩此穴可预防水肿、足跟痛等疾病。

【功用】调节水液代谢，行消水湿。

【应用】妇人肥胖，肿胀，郁胀；多汗、少汗或无汗；崩漏。

阴谷（Yīngǔ）（KI10）

【特异性】五输穴之一，本经合穴。

【标准定位】在腘窝内侧，屈膝时，当半膜肌腱与半腱肌腱之间。（图2-9-7、8）

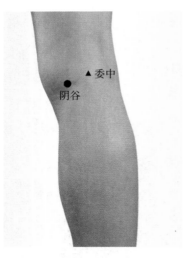

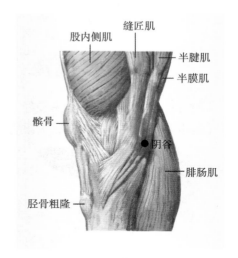

图 2-9-7　肾经经穴 7

图 2-9-8　肾经经穴 8

【取法】正坐屈膝，从腘横纹内侧端，按取两筋（半膜肌腱和半腱肌腱）之间取穴。

【刺灸法】刺法：直刺 0.8~1.2 寸，局部麻胀，扩散至腘窝部，有时亦可向足跟扩散。

灸法：艾炷灸或温针灸 3~5 壮，艾条灸 5~10 分钟。

【功用】益肾助阳，理气止痛。

【应用】遗精，阳痿。

横骨（Hénggǔ）（KI11）

【特异性】交会穴之一，冲脉、足少阴之会。

【标准定位】在下腹部，当脐中下 5 寸，前正中线旁开 0.5 寸。（图2-9-9、10）

【取法】仰卧位，先取腹白线上耻骨联合上缘的曲骨，再于旁 0.5 寸取穴。

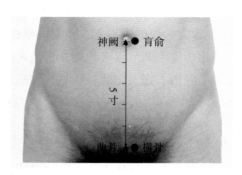

图 2-9-9　肾经经穴 9

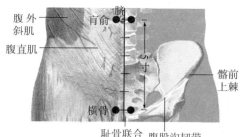

图 2-9-10　肾经经穴 10

【剌灸法】剌法：直剌 0.8~1.2 寸，局部酸胀，可扩散至小腹及外生殖器。针剌前排空膀胱，并缓慢下针，以防剌伤膀胱和肠管。

灸法：艾炷灸或温针灸 3~5 壮，艾条灸 10~15 分钟。

【功用】益肾助阳，理气止痛。

【应用】腹胀，腹痛，泄泻，便秘。

【注意事项】针剌横骨穴如同针剌曲骨穴一样，主要应避免剌入腹腔伤及膀胱或其他脏器。为此，针剌时，宜视该穴处腹壁之厚度，掌握进针深度，勿剌过壁腹膜。如果膀胱充盈，需先排尿再针剌。针剌横骨穴至壁腹膜前，有两个阻抗较大处：一为皮肤，二为腹直肌鞘前层。

肓俞（Huāngshū）（KI16）

【特异性】交会穴之一，冲脉、足少阴之会。

【标准定位】在腹中部，当脐中旁开 0.5 寸。仰卧位取穴。（图 2-9-9、10）

【剌灸法】剌法：直剌 0.8~1.2 寸，局部酸胀，并向下传导至会阴部。

灸法：艾炷灸或温针灸 3~5 壮，艾条灸 5~10 分钟。

【功用】通便止泻，理气止痛。

【应用】腹痛绕脐，腹胀，呕吐，泄泻，痢疾，便秘。

第十节　手厥阴心包经美容穴

（一）心包经经穴

本经一侧 9 个穴（左右两侧共 18 个穴），8 个穴分布在上肢内侧中间，1 个穴分布在前胸部。首穴天池，末穴中冲。本经腧穴应用心胸、精神神经系统、循环系统疾病和本经脉所经过部位的疾病。

（二）美容原理

心包为心之外围，对心血（包括血瘀、血虚、血热）、心神（包括情绪、精神、睡眠）具有良好的调治作用。心包经与三焦经相表里，具有宽胸理气、调理胃肠的功能。

（三）美容应用

1. 常用于热证、热扰心包，烦热失眠，烦躁不安，情绪不稳定，疮疡等。
2. 腹胀，便秘，消化不良。

（四）常用经穴

曲泽（Qūzé）（PC3）

【**特异性**】五输穴之一，本经合穴。

【**标准定位**】在肘横纹中，当肱二头肌腱的尺侧缘。

【**取法**】仰掌，微屈肘，在肘横纹中，肱二头肌腱的尺侧，避开血管取穴。（图2-10-1、2）

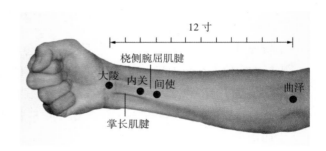

图2-10-1　心包经经穴1

【**刺灸法**】刺法：①直刺0.5~1.0寸，局部沉胀，可向中指放射。②用三棱针点刺放血，用于中暑高热，热毒郁于血分以及急性胃肠炎等病。

灸法：艾炷或温针灸3~5壮，艾条灸5~10分钟。

【**功用**】清暑泻热，补益心气，清热解毒。

【**应用**】痧症，风疹。

间使（Jiānshǐ）（PC5）

【**特异性**】五输穴之一，本经经穴。

【标准定位】在前臂掌侧，当曲泽与大陵穴的连线上，腕横纹上3寸。（图2-10-1、2）

【取法】伸臂仰掌，手掌后第一横纹正中（大陵）直上3寸，当掌长肌腱与桡侧腕屈肌腱之间处取穴。

【刺灸法】刺法：直刺0.5~1.5寸，深刺可透支沟穴，局部酸胀或有麻电感向指端放散。

灸法：艾炷灸或温针灸3~7壮，艾条灸5~10分钟。

【功用】安神，宽胸。

【应用】心悸，心神不宁，失眠或心烦躁动不安，咽喉异物感，癔证。

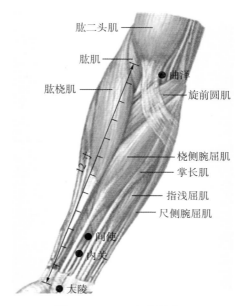

图2-10-2 心包经经穴2

内关 (Nèiguān)(PC6)

【特异性】本经络穴。八脉交会穴之一，交阴维。

【标准定位】在前臂掌侧，当曲泽与大陵穴的连线上，腕横纹上2寸。（图2-10-1、2、3）

【取法】伸臂仰掌，于掌后第一横纹正中（大陵）直上2寸，当掌长肌腱与桡侧腕屈肌腱之间处取穴。

【刺灸法】刺法：①直刺0.5~1.5寸，深刺可透外关，局部酸胀，有麻电感向指端放射。②向上斜刺1.0~2.0寸，局部酸胀，可扩散至肘、腋、胸等处，用以治疗躯干疾病。

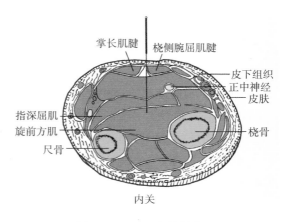

图2-10-3 心包经经穴3

灸法：艾炷灸或温针灸 5~7 壮，艾条灸 10~20 分钟。

【功用】宁心安神，和胃降逆，宽胸理气，镇静止痛。

【应用】心悸，心烦，易惊，心内悲，面色晦滞；神经衰弱，头痛，失眠；癔症，情绪不稳定，善悲欲哭。

大陵（Dàlíng）（PC7）

【特异性】五输穴之一，本经输穴，心包之原穴。

【标准定位】在前臂掌侧，腕横纹的中点。（图 2-10-1、2）

【取法】伸臂仰掌，于掌后第一腕横纹，掌长肌腱与桡侧腕屈肌腱之间取穴。

【刺灸法】刺法：①直刺：0.3~0.5 寸，局部酸胀，或有麻电感向指端放散。②斜刺时针刺入腕管内（用以治腕管综合征），可有局部胀痛，有时有麻电感向指端放散。手法用平补平泻法或提插、捻转补泻法。③用三棱针点刺出血。

灸法：艾炷灸或温针灸 3~5 壮，艾条灸 10~20 分钟。

【功用】清热宁心，宽胸和胃，通经活血。

【应用】心悸动，易悲泣惊恐，失眠，面色晦滞；口疮、口臭；湿疹。

劳宫（Láogōng）（PC8）

【特异性】五输穴之一，本经荥穴。

【标准定位】在手掌心，当第 2、3 掌骨之间偏于第 3 掌骨，屈指握拳时中指尖处。（图 2-10-4、5）

【取法】屈指握拳，以中指、无名指尖切压在掌心横纹，当 2、3 掌骨之间，紧靠第 3 掌骨桡侧缘处是穴。（图 2-10-6）

【刺灸法】刺法：直刺 0.3~0.5 寸，局部胀痛，扩散至整个手掌。

灸法：艾炷灸或温针灸 3~5 分钟。

【功用】解表除烦，清心泻热，醒神

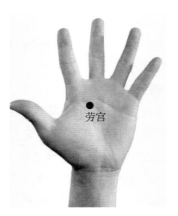

图 2-10-4　心包经经穴 4

开窍。

【应用】头晕目眩，心烦失眠，坐卧不宁，情绪烦躁不安；口疮口臭；鹅掌风，手部皮肤皲裂，手掌多汗。

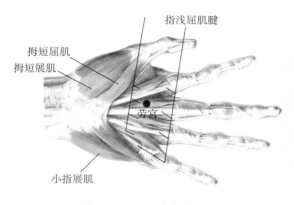

图 2-10-5　心包经经穴 5

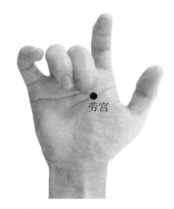

图 2-10-6　心包经经穴 6

第十一节　手少阳三焦经美容穴

（一）三焦经经穴

本经一侧 23 个穴（左右两侧共 46 个穴），13 个穴分布在上肢背面，10 个穴分布在颈、侧头部。首穴关冲，末穴丝竹空。本经腧穴应用胸胁部、头、耳、目、咽喉、热病和本经脉所经过部位的疾病。

（二）美容原理

1. 促进代谢，畅通水液，排泄糟粕，清除内热。
2. 经脉行于头面部，治疗局部病变或局部美容。

（三）美容应用

1. 肥胖壅滞；便秘腹胀。
2. 头面美容疾病。
3. 头面部美容。

（四）常用经穴

外关（Wàiguān）（TE5）

【特异性】本经络穴。八脉交经（会）穴之一，交阳维脉。

【标准定位】在前臂背侧，当阳池与肘尖的连线上，腕背横纹上2寸，尺骨与桡骨之间。（图2-11-1、2、3）

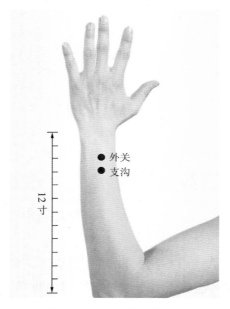

图2-11-1　三焦经经穴1

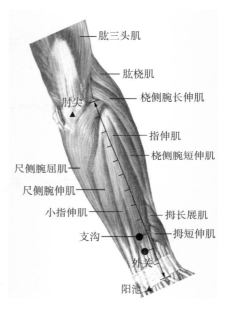

图2-11-2　三焦经经穴2

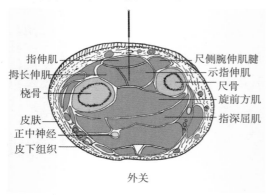

外关

图2-11-3　三焦经经穴3

【取法】伸臂俯掌，于腕背横纹中点直上2寸，尺、桡骨之间，与内关穴相对处取穴。

【刺灸法】刺法：①直刺0.5~1.0寸，或透内关穴，局部酸胀，有时可扩散至指端。②向上斜刺1.5~2.0寸，局部酸胀，向上扩散至肘、肩及躯干疾病。③向阳池方向斜刺运针，以治疗手腕疾患。

灸法：艾炷灸或温针 3~5 壮，艾条灸 10~20 分钟或药物天灸。

本穴为保健按摩常用穴，经常点按、推摩本穴，可预防耳鸣耳聋等病。

【功用】解表清热，通经活络。

【应用】面瘫，偏头痛，头目不清，耳鸣，咬肌痉挛；手汗。

支沟（Zhīgōu）（TE6）

【特异性】五输穴之一，本经经穴。

【标准定位】在前臂背侧，当阳池与肘尖的连线上，腕背横纹上 3 寸，尺骨与桡骨之间。（图 2-11-1、2）

【取法】伸臂俯掌，于腕背横纹中点直上 3 寸，尺、桡两骨之间，与间使穴相对处取穴。

【刺灸法】刺法：直刺 0.5~1.0 寸，局部酸胀，针感可向上扩散至肘部，有时有麻电感向指端放散。

灸法：艾炷灸或温针灸 3~5 壮，艾条灸 10~20 分钟。

【功用】清热安神，聪耳通络。

【应用】习惯性便秘；肥胖；皮肤油腻粗糙。

翳风（Yīfēng）（TE17）

【特异性】交会穴之一，手足少阳之会。

【标准定位】在耳垂后，当乳突与下颌骨之间凹陷处。（图 2-11-4、5）

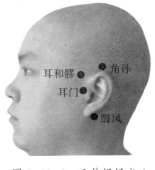

图 2-11-4 三焦经经穴 4

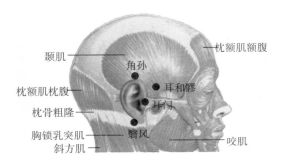

图 2-11-5 三焦经经穴 5

【取法】正坐或侧伏，耳垂微向内折，于乳突前方凹陷处取穴。

【刺灸法】刺法：①直刺 0.8~1.2 寸，耳后酸胀，可扩散至舌前部及半侧面部，以治面瘫、腮腺炎等。②向内前下方斜刺 1.5~2.0 寸，局部酸胀，可向咽部扩散，咽部有发紧发热感，以治聋哑。

灸法：艾炷灸或温针灸 3~5 壮，艾条灸 5~10 分钟。

【功用】通窍聪耳，祛风泄热。

【应用】偏头痛；面瘫，面肌痉挛，面肿；齿痛；脂溢性脱发；痄腮。

【注意事项】本穴不宜针刺过深，避免刺中迷走神经，引起呼吸心跳的停止或下肢异常。

角孙（Jiǎosūn）（TE20）

【特异性】交会穴之一，手足少阳、手阳明、手太阳之会。

【标准定位】在头部，折耳郭向前，当耳尖直上入发际处。（图 2-11-4、5）

【取法】正坐或侧伏位，折耳在耳尖近端，颞颥部入发际处取穴。

【刺灸法】刺法：平刺 0.3~0.5 寸，局部酸胀，可扩散到耳周。

灸法：艾炷灸 3~5 壮，艾条灸 5~10 分钟或用灯草灸。

【功用】清热散风，消肿止痛。

【应用】耳部肿痛，目赤肿痛，齿痛，头痛，项强，流行性腮腺炎。

耳门（Ěrmén）（TE21）

【标准定位】在面部，当耳屏上切迹的前方，下颌骨髁突后缘，张口有凹陷处。（图 2-11-4、5）

【取法】正坐或侧伏，微开口，当听宫穴直上 0.5 寸之凹陷处取穴。

【刺灸法】刺法：①治耳聋时，斜向内前下方深刺 1.5~2.0 寸，局部酸胀感。②治口眼㖞斜时，可向对侧眼球方向刺入 0.5~1.0 寸，耳底胀痛，有时酸胀感可扩散至舌前部。

灸法：温针灸 3~5 壮，艾条灸 10~20 分钟。

【功用】开窍益聪，祛风通络。

【应用】耳鸣，耳聋，面瘫，面肌痉挛，齿痛。

耳和髎 （Ěrhéliáo）（TE22）

【特异性】交会穴之一，手足少阳、手少阳之会（《针灸甲乙经》）。手足少阳之会（《外台秘要》）。

【标准定位】在头侧部，当鬓发后缘，平耳郭根之前方，颞浅动脉的后缘。（图 2-11-4、5）

【取法】正坐或侧伏，在头侧部，当鬓发后缘，平耳郭根之前方，颞浅动脉的后缘取穴。

【刺灸法】刺法：避开动脉，斜刺 0.3~0.5 寸，局部酸胀。

灸法：温针灸 3~5 壮，艾条灸 5~10 分钟。

【功用】祛风通络，消肿止痛。

【应用】牙关拘急，口眼㖞斜，头重痛，耳鸣，颌肿，鼻准肿痛等。

第十二节　足少阳胆经美容穴

（一）胆经经穴

本经一侧 44 个穴（左右两侧共 88 个穴），20 个穴分布头面部，3 个穴在胸胁部，6 个穴在背侧腰部，15 个穴分布在下肢外侧面，29 个穴分布在臀、侧胸、侧头部。首穴瞳子髎，末穴足窍阴。本经腧穴应用头、耳、目、咽喉、神志、热病和本经脉所经过部位的疾病。

（二）美容原理

1. 疏理肝胆之气，促进脾胃运化，新陈代谢，利于血脉畅通，条畅七情。

2. 清泻肝胆之热，益于妇科病、五官病、皮肤病的治疗。

（三）美容应用

1. 肝胆气滞：情志抑郁压抑，皮肤干燥干枯或油腻粗糙，月经不调，偏头痛。

2. 肝胆郁热：带下病，烦躁易怒。

3. 治疗经络所过头面部的损美性病变。

4. 头部、眼部、面部、脚部的美容保健按摩。

（四）常用经穴

瞳子髎（Tóngzǐliáo）（GB1）

【特异性】交会穴之一，手太阳、手足少阳之会。

【标准定位】在面部，目外眦外侧，眶骨外侧凹陷中。（图 2-12-1、2）

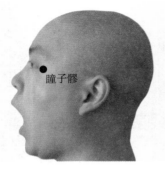
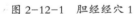

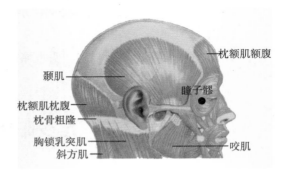

图 2-12-1　胆经经穴 1　　　　图 2-12-2　胆经经穴 2

【刺灸法】刺法：①向后斜刺 0.5~0.8 寸，局部酸胀，可放射至外耳道。②向太阳透刺，局部酸胀，可放射至外耳道。③用三棱针点刺出血。

灸法：艾条灸 5~10 分钟。美容除皱，则温灸至皮肤温热舒适，每日 1 次，每月 20 次。

【功用】疏散风热，明目退翳。

【应用】面瘫，面痛；头痛。

本神（Běnshén）（GB13）

【特异性】交会穴之一，足少阳、阳维之会。

【标准定位】在头部，前发际上 0.5 寸，神庭穴（督脉）旁开 3 寸，神庭与头维连线的内 2/3 与外 1/3 的交点处。正坐或卧位取穴。（图 2-12-3、4）

【取法】正坐或卧位取穴。在头部，前发际内 0.5 寸，先取神庭穴（督脉），再旁开 3 寸，神庭与头维连线的内 2/3 与外 1/3 的交点处。

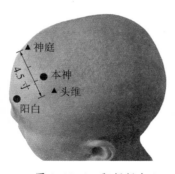
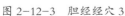

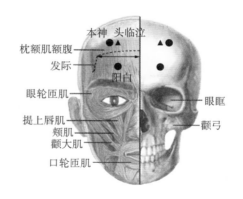

图 2-12-3　胆经经穴 3　　　　　　图 2-12-4　胆经经穴 4

【刺灸法】刺法：平刺 0.5~0.8 寸，局部酸胀。

灸法：艾炷间接灸 3~5 壮，艾条灸 5~10 分钟。

【功用】祛风定惊，清热止痛。

【应用】头痛，失眠；面瘫。

阳白（Yángbái）（GB14）

【特异性】交会穴之一，手足阳明、少阳、阳维五脉之会。

【标准定位】在头部，瞳孔直上，眉上一寸。（图 2-12-3、4）

【取法】正坐或卧位取穴。在头部，瞳孔直上，眉上一寸。

【刺灸法】刺法：平刺 0.5~0.8 寸，局部酸胀。

灸法：间接灸 3~5 壮，艾条灸 5~10 分钟。

【功用】祛风定惊，清热止痛。

【应用】面瘫，面肌痉挛，眼睑下垂，面痛。

风池（Fēngchí）（GB 20）

【特异性】交会穴之一，足少阳、阳维之会。

【标准定位】在项部，当枕骨之下，与风府相平，胸锁乳突肌与斜方肌上端之间的凹陷处。（图 2-12-5、6、7）

【取法】正坐或俯伏，于项后枕骨下两侧凹陷处，当斜方肌上部与胸锁乳突肌上端之间取穴。

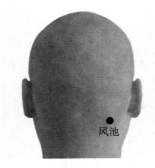

图 2-12-5　胆经经穴 5

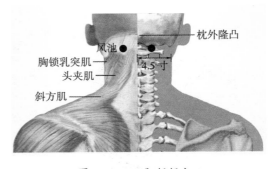

图 2-12-6　胆经经穴 6

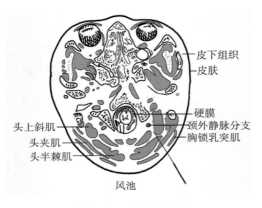

图 2-12-7　胆经经穴 7

【刺灸法】刺法：①向对侧或同侧口角方向斜刺 0.5~1.5 寸，局部酸胀，并向头顶、颞部、前额和眼扩散。②平刺 2.0~3.0 寸，透对侧风池穴，局部酸胀，扩散至头顶部。③向鼻尖平耳垂水平略向下刺，1.0~1.5 寸，用于头痛头晕，此深度无不良后果，如超过，同时针尖略偏向内侧时，可能损伤椎动脉、延髓。④向对侧眼眶内下缘方向进针，0.6~1.2 寸，用于颈椎增生。⑤如向对侧眼外眦方向进针，且刺入过深时，可能损伤椎动脉，甚至可穿过寰枕后膜、硬脊膜和枕骨大孔进入颅腔伤及延髓。损伤椎动脉可引起出血，而伤及延髓有生命危险。

灸法：温针灸 5~7 壮，艾条灸 10~20 分钟。

【功用】清头明目，祛风解毒，通利官窍。

【应用】头痛头晕，颈项强痛；脱发，斑秃；面瘫面肌痉挛；皮肤干燥瘙痒，痤疮，麻疹；斜颈。

【注意事项】向鼻尖平耳垂水平略向下刺，1.0~1.5 寸，此深度无不良后果，如超过，同时针尖略偏向内侧时，可能损伤椎动脉、延髓。

带脉 (Dàimài)(GB26)

【特异性】交会穴之一，足少阳、带脉二经之会。

【标准定位】在第11肋骨游离端直下，与脐相平处。(图2-12-8、9)

【取法】侧卧，于腋中线与平脐横线之交点处取穴。

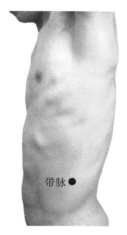

图 2-12-8　胆经经穴 8

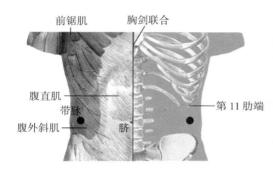

图 2-12-9　胆经经穴 9

【刺灸法】刺法：斜刺 0.5~1.0寸，局部酸胀，可扩散至侧腰部。

灸法：艾条灸10~20分钟。

【功用】疏理肝胆之气。

【应用】妇女月经不调，带下病，子宫内膜炎，附件炎，盆腔炎等原因引起的面色晦暗，黄褐斑、痤疮等；单纯性肥胖，腹部肥胖明显。

风市 (Fēngshì)(GB31)

【标准定位】在大腿外侧部的中线上，当腘横纹上7寸处。直立垂手时，中指尖处。(图2-12-10、11)

【取法】直立，两手自然下垂，当中指尖止处取穴；或侧卧，于股外侧中线，距腘横纹上7寸处取穴。穴处腹外侧肌与股二头肌之间。

【刺灸法】刺法：①直刺1.5~2.5寸，局部酸胀，可向下放散。②治股外侧软组织广泛性疾病，可采用"扬刺""傍针刺""齐刺""合谷刺"等。

灸法：艾炷灸或温针灸3~5壮，艾条灸10~20分钟。

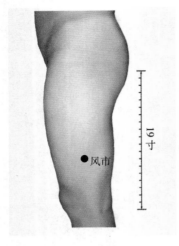

图 2-12-10　胆经经穴 10

股二头肌长头
髂胫束
股外侧肌
●风市
股二头肌短头

图 2-12-11　胆经经穴 11

【功用】疏理肝胆之气。

【应用】荨麻疹，遍身瘙痒，皮肤过敏。

阳陵泉（Yánglíngquán）（GB34）

【特异性】五输穴之一，本经合穴。八会穴之一，筋会。

【标准定位】在小腿外侧，当腓骨头前下方凹陷中。正坐屈膝垂足取穴。

（图 2-12-12、13、14）

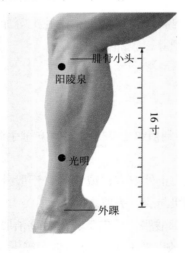

腓骨小头
阳陵泉
16寸
光明
外踝

图 2-12-12　胆经经穴 12

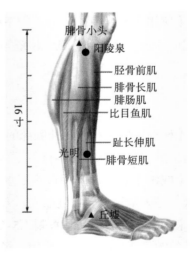

腓骨小头
▲ 阳陵泉
胫骨前肌
腓骨长肌
腓肠肌
比目鱼肌
16寸
趾长伸肌
光明
腓骨短肌
▲ 丘墟

图 2-12-13　胆经经穴 13

【刺灸法】刺法：①直刺1.0~3.0寸，深刺可透阴陵泉，局部酸胀，有麻电感向下发散。②向上斜刺0.5~0.8寸，局部酸胀。

灸法：艾炷灸或温针灸3~5壮，艾条灸5~10分钟。

【功用】疏肝理气，清泻肝胆。

【应用】用于七情不畅，肝气郁结，胆经郁热等引起的一系列美容问题。

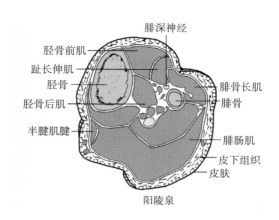

图 2-12-14　胆经经穴 14

光明（Guāngmíng）（GB37）

【特异性】本经络穴。

【标准定位】在小腿外侧，当外踝尖直上 5 寸，腓骨前缘，趾长伸肌和腓骨短肌之间。（图 2-12-12、13）

【刺灸法】刺法：直刺 1.0~1.2 寸，局部酸胀，可向膝关节及足背外侧放散。

灸法：艾炷灸或温针灸 3~5 壮，艾条灸 10~20 分钟。

【功用】疏肝明目，通经活络。

【应用】目赤肿痛，视物不明。

足临泣（Zúlínqì）（GB41）

【特异性】五输穴之一，本经输穴。

【标准定位】在足背外侧，当足第 4 趾本节（第 4 跖骨结节）的后方，正坐垂足或仰卧位取穴。（图 2-12-15、16）

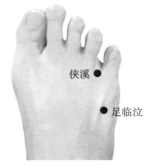

图 2-12-15　胆经经穴 15

【刺灸法】刺法：①直刺 0.5~0.8 寸，局部酸胀，可向足趾端放散。②消肿利水可用子午捣臼法。③用三棱针点刺出血。

【功用】舒肝解郁，息风泻火。

【应用】偏头痛；月经不调。

侠溪（Jiáxī）（GB43）

【特异性】五输穴之一，本经荥穴。

【标准定位】在第 4、5 趾缝间，当趾蹼缘的上方纹头处。（图 2-12-15、16）

【取法】正坐垂足着地，于足背第 4、5 趾趾缝端取穴。

【刺灸法】刺法：①直刺 0.5~0.8 寸，局部酸胀。②向上斜刺 0.5~0.8 寸，局部酸胀。

灸法：艾炷灸或温针灸 3~5 壮，艾条灸 5~10 分钟。

【功用】舒肝解郁，息风泻火。

【应用】头痛，耳鸣，耳聋，目痛，颊肿。

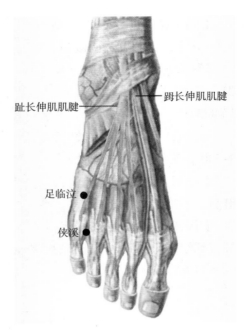

趾长伸肌肌腱

踇长伸肌肌腱

足临泣

侠溪

图 2-12-16　胆经经穴 16

第十三节　足厥阴肝经美容穴

（一）肝经经穴

本经一侧 14 个穴（左右两侧共 28 个穴），2 个穴在胸胁部，12 个穴分布在下肢内侧面中间。首穴大敦，末穴期门。本经腧穴应用头、耳、目、咽喉、神志、热病和本经脉所经过部位的疾病。

（二）美容原理

1. 肝主疏泄，促进气血运行，帮助脾胃运化。肝气郁结是引起气滞血瘀、脾失健运的主要原因，由此可引发许多形神美容问题，面色晦暗、干燥无光泽、黄褐斑、七情抑郁、肥胖等。刺激肝经可疏肝理气，活血化瘀，保护脾胃。

2. 肝经主干环绕阴部，行于少腹，会中极、关元，与肾脏一样，和生殖内分泌系统关系非常密切。生殖内分泌系统决定女性的第二性征，是女性美容的基础，因此妇科经带病的经络治疗常取肝经穴位。慢性妇科病是导致女性皮肤、面色、形体、情绪等损美性变化的常见原因。

3. 肝经上颃颡，行目系、额部，至巅顶。肝阴虚，肝阳上亢，虚火上炎，常可引起上焦头面、心神的病变，比如皮肤油腻或干燥、黄褐斑、痤疮、咽喉不适、眼花耳鸣、心烦、失眠等。因此，清降上焦的虚火，往往要"上病下取"，取下肢肝经的穴位。

（三）美容应用

1. 黄褐斑、痤疮。

2. 肥胖。

3. 月经不调、带下病。

4. 虚热失眠，多梦，心烦。

5. 明显不良的情绪背景，七情抑郁，烦躁易怒。

（四）常用经穴

行间 （Xíngjiān）（LR2）

【特异性】五输穴之一，本经荥穴。

【标准定位】在足背部，当第1、2趾间，趾蹼的后方赤白肉际。（图2-13-1、2）

【取法】正坐或仰卧位，于足背第1、2趾趾缝端凹陷处取穴。

【刺灸法】刺法：①直刺0.5~0.8寸，局部酸胀，可放散至足背。②斜刺0.5~0.8寸，局部酸胀，可放散至足背。

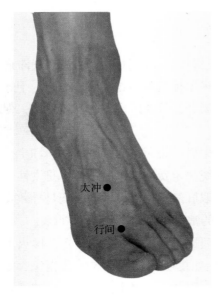

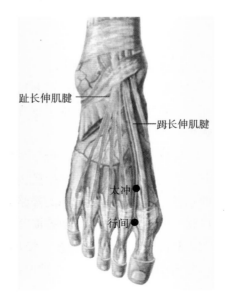

趾长伸肌腱

蹈长伸肌腱

太冲●

行间●

太冲●

行间●

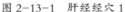

图 2-13-1　肝经经穴 1　　　　　　　图 2-13-2　肝经经穴 2

灸汉：直接灸 3~5 壮，艾条灸 5~10 分钟。

【功用】平肝潜阳，泻热安神，凉血止血。

【应用】急躁易怒，失眠，头痛，目痛；崩漏，痛经；面色晦暗，黄褐斑；狐臭。

太冲（Tàichōng）（LR3）

【特异性】五输穴之一，本经输穴。肝之原穴。

【标准定位】在足背侧，当第 1 跖骨间隙的后方凹陷处。（图 2-13-1、2）

【取法】正坐垂足或仰卧位，于足背第 1、2 跖骨之间，跖骨底结合部前方凹陷处，当蹈长伸肌腱外缘处取穴。

【刺灸法】刺法：①向上斜刺 0.5~1.0，局部酸胀或麻向足底放射。②向外下斜刺 1.0~1.5 寸，透涌泉穴，有时出现麻电感向足底放散。

灸法：艾炷灸或温针灸 3~5 壮，艾条灸 10~20 分钟。

【功用】平肝息风，舒肝养血。

【应用】黄褐斑；头晕头痛，心烦失眠，口苦口臭；月经不调。

曲泉 (Qǔquán)(LR8)

【特异性】五输穴之一，本经合穴。

【标准定位】在膝内侧，屈膝，当膝本节内侧面横纹内侧端，股骨内侧髁的后缘，半腱肌、半膜肌止端的前缘凹陷处。(图 2-13-3、4)

【取法】屈膝正坐或卧位，于膝内侧横纹端凹陷处取穴。

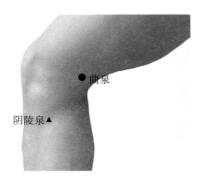

图 2-13-3　肝经经穴 3

【刺灸法】刺法：直刺 1.0~1.5 寸，可透膝阳关，局部酸胀，可扩散至膝关节，并有麻电感向下传导。

灸法：艾炷灸或温针灸 3~5 壮，艾条灸 5~10 分钟。

【功用】疏肝理气，调经止痛。

【应用】阳痿。

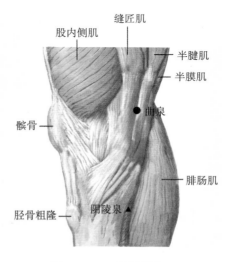

图 2-13-4　肝经经穴 4

第十四节　督脉美容穴

（一）督脉经穴

本经共 28 个穴，分布在头、面、项、背、腰、骶部后正中线上。首穴长强，末穴龈交。本经腧穴应用精神神经系统、呼吸系统、消化系统、泌尿系统、生殖系统和本经脉所经过部位的疾病。

（二）美容原理

1. 阳脉之海，与诸阳脉相连，升补清阳之气，疏通头面血脉，利于头、面、五官的保健和美容。

2. 上行头面，利于驱风。

3. 温补阳气，强壮体质。

4. 调理对应脏腑功能。

（三）美容应用

1. 头面受风头痛、脱发、皮屑、瘙痒、脂溢性皮炎。

2. 头晕、失眠、健忘。

3. 阳虚：面色㿠白，精神萎靡不振，肥胖或消瘦等。

（四）常用经穴

腰俞（Yāoshū）（GV2）

【标准定位】在骶部，当后正中线上，正对骶管裂孔。（图 2-14-1、2）

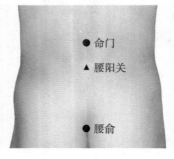

图 2-14-1 督经经穴 1

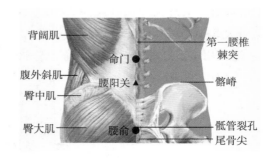

图 2-14-2 督经经穴 2

【取法】俯卧位，先按取尾骨上方左右的骶角，与两骶角下缘平齐的后正中线上取穴。

【刺灸法】刺法：斜刺 0.5~1.0 寸，局部酸胀，针感可扩散至腰骶部。

灸法：艾炷灸 3~5 壮，艾条灸 5~10 分钟。

【功用】补肾调经，强健筋骨。

【应用】便秘；月经不调；阳虚肢冷面白。

命门（Mìngmén）（GV4）

【标准定位】在腰部，当后正中线上，第2腰椎棘突下凹陷中。（图2-14-1、2）

【取法】俯卧位，先取后正中线约与髂嵴平齐的腰阳关，在腰阳关向上两个棘突其上方的凹陷处是穴。一说本穴在与脐相对的棘突下缘。

【刺灸法】刺法：①直刺0.5寸，局部酸胀。②斜刺0.5~1.0寸，局部酸胀，深刺时可有麻电感向臀及下肢放散。注意针尖不可向下斜刺过深，以防刺中脊髓。

灸法：艾炷灸或温针灸5~7壮，艾条灸10~20分钟，或药物天灸。强身保健，可采用瘢痕灸，每年1次，或隔附子饼灸3~5壮，或温灸至皮肤稍见红晕为度，每日1次，每月20次。

【功用】固精壮阳，培元补肾。

【应用】阳虚早衰：面色㿠白，毛发不茂，精神不振，夜尿多，阳痿，早泄，性冷淡，畏寒怕冷，腰膝酸软冷痛；月经不调，白带多。

神道（Shéndào）（GV11）

【标准定位】在背部，当后正中线上，第5胸椎棘突下凹陷中。（图2-14-3、4）

【刺灸法】刺法：斜刺0.5~1.0寸，局部酸胀，有时可扩散至下背或前胸部。不宜深刺，以防损伤脊髓。

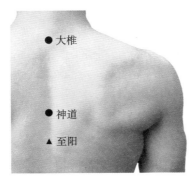

图 2-14-3　督经经穴 3

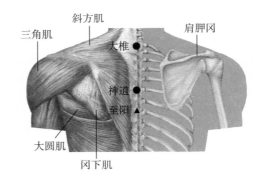

图 2-14-4　督经经穴 4

灸法：艾炷灸或温针灸3~7壮，艾条温灸5~15分钟。

【功用】镇惊安神，理气宽胸。

【应用】失眠健忘，肩背痛。

大椎（Dàzhuī）（GV14）

【特异性】交会穴之一，手足三阳、督脉之会。

【标准定位】在项部，当后正中线上，第7颈椎棘突下凹陷中。(图 2-14-3、4)

【取法】俯卧或正坐低头位，于颈后隆起最高且能屈伸转动者为第7颈椎，于其下间处取穴。

【刺灸法】刺法：①患者俯卧，直刺椎间隙0.8~1.2寸，进针宜缓，勿刺太深，避免大幅度提插，其酸胀或麻电感可向脊柱下方或上方颈部传导。针刺中若针下阻力突然消失而有脱空感时，说明针尖已进入椎管内之膜外腔，则不可继续进针；若患者在针刺术中，忽然出现身体抖动，应立即出针，以免损伤脊髓。②如前法，将针提至皮下，然后将针沿皮呈25~40°角向左右肩峰或肩胛内缘斜刺0.8~1.2寸，使针感向肩关节、上臂方向传导。③用三棱针点刺放血。

灸法：艾炷灸或温针灸5~9壮，艾条灸10~20分钟，或药物天灸。强身保健，用瘢痕灸，每年1次。或温灸至皮肤稍见红晕，每日1次，每月20次。亦可采用累计灸法。

【功用】解表散寒，镇静安神，肃肺调气，清热解毒。

【应用】颈椎病，落枕，颈肩部肌肉痉挛，头痛项强；痤疮，脂溢性皮炎，脱发，黄褐斑，荨麻疹。

【注意事项】穿过黄韧带刺入椎管内，再向内为硬脊膜、蛛网膜。如果刺针通过蛛网膜有可能刺中脊髓。因此，从解剖学角度，针刺时不宜刺破硬脊膜，以免损伤脊髓。进针方向需循棘突之方向。

百会（Bǎihuì）（GV20）

【特异性】交会穴之一，手足三阳、督脉、足厥阴俱会于此。

【标准定位】在头部，当前发际正中直上5寸，或两耳尖连线的中点处。(图2-14-5、6)

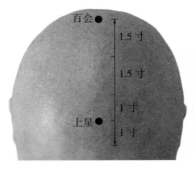

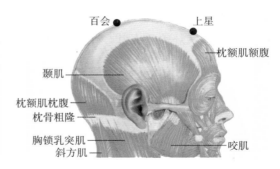

图 2-14-5　督经经穴 5　　　　　　　图 2-14-6　督经经穴 6

【取法】正坐位，于前、后发际连线中点向前 1 寸处是穴。

【刺灸法】刺法：平刺 0.5~0.8 寸，局部胀痛，也可向四神聪透刺，针感可扩散至头顶部。

灸法：艾炷灸 7~15 壮，艾条灸 10~20 分钟。强身保健可采用隔姜灸 3~5 壮，或艾条温灸至局部有温热舒适感为度。每日 1 次，每月 20 次。

【功用】升阳固脱，开窍宁神。

【应用】清阳不升，中气下陷，眩晕健忘，面色不华，皮肤干枯，消瘦，泄泻，精神不振，内脏下垂、脾虚带下；风阳上扰，头痛头胀。

上星（Shàngxīng）（GV23）

【标准定位】在头部，前发际正中直上 1 寸。（图 2-14-5、6）

【刺灸法】刺法：平刺 0.3~0.5 寸，局部胀痛。小儿囟门未闭者禁针灸。

灸法：艾条温灸 5~10 分钟．

【功用】散风清热，宁心通窍。

【应用】神经衰弱，眩晕，头痛，失眠；脂溢性脱发，瘙痒，皮屑多。

水沟（Shuǐgōu）（GV26）

【特异性】交会穴之一，督脉、手足阳明之会。

【标准定位】在面部，当人中沟的上 1/3 与中 1/3 交点处。（图 2-14-7、8）

【刺灸法】刺法：①向上斜刺 0.2~0.3 寸，局部以痛感为主，捻转时可有酸胀感，用于醒脑开窍。②针尖向鼻中隔斜刺 0.2~0.3 寸，将针退至皮下再向左右鼻翼方向斜刺，局部酸胀。③用三棱针点刺放血。

灸法：艾炷灸 3~5 壮，艾条温灸 5~10 分钟。

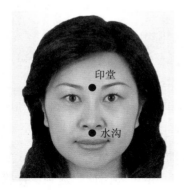 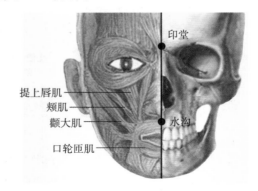

图 2-14-7　督经经穴 7　　　　　　图 2-14-8　督经经穴 8

【功用】醒脑开窍，通经活络。

【应用】面神经麻痹，口眼肌肉痉挛；癔证。

印堂（Yìntáng）（GV29）

【标准定位】在前额部，当两眉头之中间。（图 2-14-7、8）

【取法】在前额部，先找眉头，两眉头连线之中间取穴。

【刺灸法】刺法：提捏进针，从上向下平刺 0.3~0.5 寸，得气时局部胀痛；平刺透左、右攒竹，眉棱骨，局部胀痛。平刺透山根，鼻部酸胀。用三棱针点刺出血。

灸法：艾炷灸 3~5 壮，艾条灸 5~10 分钟。

【功用】镇惊安神，活络疏风。

【应用】神经衰弱，失眠，神经性头痛；面瘫；皮脂溢出，痤疮。

第十五节　任脉美容穴

（一）任脉经穴

本经共 24 个穴，分布在面、颈、胸、腹前正中线上。首穴会阴，末穴承浆。本经腧穴应用神经系统、呼吸系统、消化系统、泌尿系统、生殖系统和本经脉所经过部位的疾病。

（二）美容原理

1. 阴脉之海，调治下焦脏腑阴阳，改善体质，强壮补虚。
2. 调理冲任，主妊养生殖，调治妇女的生殖内分泌。
3. 调理脾胃，促进消化。

（三）美容应用

1. 妇科经带病。
2. 脾胃虚弱或脾胃积滞。
3. 养生保健，改善体质。
4. 头面保健美容，咽喉病。

（四）常用经穴

曲骨（Qūgǔ）（CV2）

【特异性】交会穴之一，任脉、足厥阴之会。

【标准定位】在下腹部，当前正中线上，耻骨联合上缘的中线处。（图 2-15-1、2）

【刺灸法】刺法：直刺 0.5~1.0 寸，局部酸胀，针感可向下扩散至外阴部。针刺前一定要排空膀胱尿液，以免因刺破膀胱，使尿液流入腹腔。

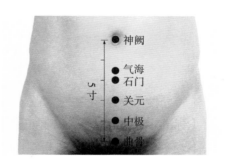

图 2-15-1　任经经穴 1

灸法：艾炷灸或温针灸 3~5 壮，艾条温灸 5~15 分钟。

【功用】涩精举阳，补肾利尿，调经止带。

【应用】妇女白带增多；五脏虚冷，面色㿠白，精神倦怠，身体虚弱。

中极（Zhōngjí）（CV3）

【特异性】交会穴之一，足三阴、任脉之会。膀胱募穴。

【标准定位】在下腹部，前正中线上，当脐中下4寸。（图2-15-1、2）

【刺灸法】刺法：直刺0.5~1.0寸，局部酸胀，可放散至外生殖器和外阴部。注意在膀胱充盈时，中极穴不能深刺。孕妇不宜灸制。

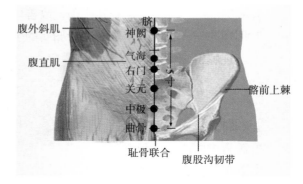

图2-15-2　任经经穴2

灸法：艾炷灸或温针灸5~7壮，艾条灸10~20分钟。

【功用】清利湿热，益肾调经，通阳化气。

【应用】月经不调，痛经，带下病，盆腔炎；中年妇女肥胖、肿胀。

【注意事项】需排尿后进行针刺，并缓慢下针，以防刺破膀胱及肠管。孕妇不宜刺灸。

关元（Guānyuán）（CV4）

【特异性】交会穴之一，足三阴、任脉之会。

【标准定位】在下腹部，前正中线上，当脐中下3寸。（图2-15-1、2）

【刺灸法】刺法：直刺0.5~1.0寸，局部酸胀，可放射至外生殖器和会阴部。

灸法：艾炷灸或温针灸5~9壮，艾条灸10~20分钟，或药物天灸。强身保健可采用瘢痕灸，每年1次，或用间接灸或温灸至局部温热舒适，稍见红晕，每日1次，每月20次，本穴也可采用累计灸百余壮。

【功用】培元固脱，温肾壮阳，调经止带。

【应用】小腹疾患，妇人疾患，肠胃疾患，虚证。

【注意事项】1.需排尿后进行针刺。

2.孕妇不宜刺灸。

石门 (Shímén)(CV5)

【特异性】三焦之募。

【标准定位】在下腹部,前正中线上,当脐下 2 寸。(图 2-15-1、2)

【刺灸法】刺法:直刺 0.5~0.1 寸,局部酸胀,可向外阴部放散。

灸法:艾炷灸或温针灸 5~9 壮,艾条灸 10~20 分钟。强身保健则温灸至局部温热舒适,每日 1 次,每月 20 次。

【功用】健脾益肾,清利下焦。

【应用】肥胖、肿胀,小便少;带下病。

气海 (Qìhǎi)(CV6)

【特异性】肓之原。

【标准定位】在下腹部,当前正中线上,脐中下 1.5 寸。(图 2-15-1、2)

【刺灸法】刺法:①直刺 0.8~1.2 寸,局部酸胀针感可向外生殖器放散。②向下斜刺 2.0~3.0 寸,局部酸胀,针感可向外生殖器放散。孕妇不宜针刺。

灸法:艾炷灸或温针灸 5~14 壮,艾条温灸 20~30 分钟,或药物天灸。本穴为全身强壮要穴,强身保健可采用瘢痕灸,每年 1 次,或间接灸 5~14 壮,或温灸至局部温热红晕,每日 1 次,每月 20 次。常灸本穴可以培元固本,起到防病保健之功。

【功用】补气健脾,调理下焦,培元固本。

【应用】身体瘦弱无力,面色无华,皮肤干枯,易于外感;神经衰弱,长期失眠;月经不调,带下病;肥胖偏于气虚阳虚者;脱发。

神阙 (Shénquè)(CV8)

【标准定位】在腹部,脐中央。(图 2-15-1、2)

【刺灸法】刺法:不宜针刺。

灸法:艾炷灸(隔姜、盐等物)5~15 壮,艾条温灸 20~30 分钟。强身保健则温灸至局部温热舒适,每日 1 次,每月 20 次。也可采用隔物灸。

【功用】温阳救逆,利水消肿。

【应用】面色㿠白，毛发不茂，四肢不温，畏寒怕冷，精神不振，肥胖或瘦削；荨麻疹；肥胖、肿胀、小便不利。

水分（Shuǐfēn）（CV9）

【标准定位】在上腹部，当前正中线上，脐中上1寸。（图2-15-3、4）

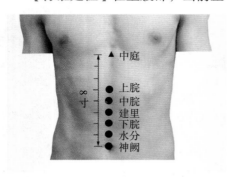
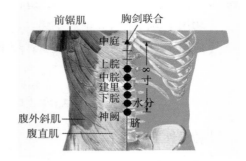

图2-15-3　任经经穴3　　　　　　图2-15-4　任经经穴4

【刺灸法】刺法：直刺0.5~1.0寸，局部酸胀。

灸法：艾炷灸或温针灸7~9壮，艾条温灸15~20分钟。

【功用】利水消肿，健脾和胃。

【应用】脾虚湿盛：肥胖、肿胀、腹胀。

下脘（Xiàwǎn）（CV10）

【特异性】交会穴之一，足太阴、任脉之会。

【标准定位】在上腹部，当正中线上，脐中上2寸。（图2-15-3、4）

【刺灸法】刺法：直刺0.5~1.0寸，局部酸胀。深刺可进入腹腔内，正对小肠，进针宜缓慢，起针宜柔和。

灸法：艾炷灸或温针灸7~9壮，艾条温灸15~20分钟。

【功用】和胃健脾，消积化滞。

【应用】食欲不振，腹部胀满，腹泻兼见：面色不华，口唇枯萎，形体无力，四肢倦怠，形体消瘦等。

建里（Jiànlǐ）（CV11）

【标准定位】在上腹部，当前正中线上，脐中上 3 寸。（图 2-15-3、4）

【刺灸法】刺法：直刺 0.5~1.0 寸，局部酸胀。不宜深刺，以免伤及肝、胃等脏器。

灸法：艾炷灸或温针灸 3~5 壮，艾条温灸 5~15 分钟。

【功用】和胃健脾，消积化滞。

【应用】身体瘦弱，面色萎黄，食欲不振，腹胀。

中脘（Zhōngwǎn）（CV12）

【特异性】交会穴之一，手太阳、手少阳、足阳明、任脉之会。八会穴之一，腑会。

【标准定位】在上腹部前正中线上，当脐中上 4 寸。（图 2-15-3、4）

【刺灸法】刺法：①直刺 0.5~1.0 寸，局部酸胀沉重，胃部有收缩感。②可向左下、右下斜刺。

灸法：艾炷灸或温针灸 5~9 壮，艾条灸 10~20 分钟，或药物天灸。强身保健则采用瘢痕灸，每年 1 次，或间隔灸 3~5 壮，或温灸至局部皮肤稍见红晕，每日 1 次，每月 20 次，亦可采用累计灸法。

【功用】和胃健脾，温中化湿。

【应用】脘腹胀满，失眠多梦；妇人脏躁；肥胖或消瘦；脾胃虚弱为背景的美容问题；荨麻疹。

上脘（Shàngwǎn）（CV13）

【特异性】交会穴之一，任脉、足阳明、手太阳之会。

【标准定位】在上腹部，当前正中线上，脐中上 5 寸。（图 2-15-3、4）

【刺灸法】刺法：①直刺 0.5~1.0 寸，局部酸胀，可扩散至上腹部。②治疗上焦疾病可略向上斜刺。③用于降逆止呕则略向下斜刺。

肝脾肿大者，其边缘在本穴处或以上者，禁不可刺。其边缘不在本穴处者，不能向左右上方斜刺，以免刺伤肝脾造成不良后果。

灸法：艾炷灸或温针灸 5~7 壮，艾条温灸 10~20 分钟。

【功用】和胃降逆，宽胸宁神。

【应用】痰热内扰，心烦失眠。痰湿内盛，形体肥胖。

膻中（Dànzhōng）（CV17）

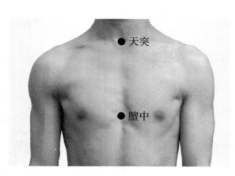

图 2-15-5　任经经穴 5

【特异性】八会穴之一，气会膻中。

【标准定位】在胸部，当前正中线上，平第四肋间，两乳头连线的中点。（图 2-15-5、6）

【取法】仰卧位，男子于胸骨中线与两乳头连线之交点处取穴；女子则于胸骨中线平第 4 肋间隙处取穴。

【刺灸法】刺法：平刺或斜刺 0.3~0.5 寸，针达骨膜后进行提插捻转以加强刺激。局部酸胀，可放散至前胸部。

灸法：艾炷灸 5~9 壮，艾条灸 10~20 分钟，或药物天灸。强身保健，则温灸至皮肤稍见红晕为度，每日 1 次，每月 20 次，也可采用累计灸法。

【功用】理气宽胸，平喘止咳。

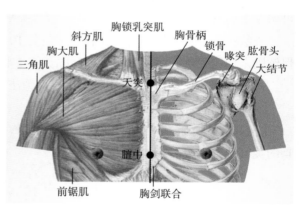

图 2-15-6　任经经穴 6

【应用】情绪抑郁，心胸闷胀，善太息。心悸失眠。

天突（Tiāntū）（CV22）

【特异性】交会穴之一，阴维、任脉之会。

【标准定位】在颈部，当前正中线上，胸骨上窝中央。（图2-15-5、6）

【刺灸法】刺法：先直刺进针 0.2~0.3 寸，然后沿胸骨柄后缘、气管前缘缓慢刺入 0.5~1.0 寸，局部酸胀，咽喉发紧似有阻塞感，拔针后即消失。一般不留针。注意针刺方向和角度，不要向左右方向斜刺，以防误伤肺尖，也不要直刺过深，以免刺破气管壁。

灸法：艾炷灸 3~5 壮，艾条灸 5~15 分钟。

【功用】宣肺平喘，清音止嗽。

【应用】慢性咽炎，咽喉肿痛，瘿气，梅核气，瘾疹。

【注意事项】1. 不可刺中血管，尤其不可刺中静脉（头臂静脉、甲状腺下静脉、颈静脉弓等）。刺中血管（尤其静脉）可引起出血。为此，刺针要贴胸骨后面缓进且不可过深，不可提插捻转。

2. 不可刺中胸膜和肺脏，以免引起气胸，为此，刺针要保持在正中线，不可扩展向左侧或右侧。

3. 不可刺中气管，为此，针入肌层后不可再向后直刺。如果刺穿气管壁，可引起咳嗽和血痰。

总之，掌握针刺方向和角度，不要向左右方向斜刺，以防误伤肺尖，也不要直刺太深，以免刺破气管壁，引起剧烈咳嗽、血痰及皮下气肿，也不致伤及心上方动脉。

廉泉（Liánquán）（CV23）

【特异性】交会穴之一，阴维、任脉之会。

【标准定位】在颈部，当前正中线上，喉结上方，舌骨下缘凹陷处。（图2-15-7、8）

【刺灸法】刺法：直刺 0.5~0.8 寸，或将针退至皮下，再向左向右两侧针刺，局部酸胀，舌根及咽喉部发紧。不能久留针，防因吞咽动作而折针。

灸法：温针灸 3~5 壮，艾条灸 10~20 分钟。

【功用】通利咽喉，增液通窍。

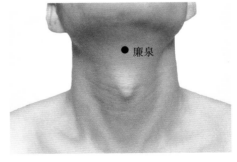

图 2-15-7　任经经穴 7

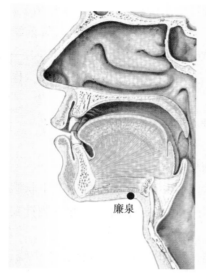

图 2-15-8　任经经穴 8

齿痛；面瘫，口眼㖞斜，面肿，流涎。

【应用】舌下肿痛，舌纵涎下，舌强不语，暴暗，口舌生疮。

承浆（Chéngjiāng）（CV24）

【特异性】交会穴之一，手足阳明、督脉、任脉之会。

【标准定位】在面部，当颏唇沟的正口凹陷处。（图 2-15-9、10）

【刺灸法】刺法：斜刺 0.3~0.5寸，局部酸胀，可扩散至口唇。

灸法：艾条温灸 5~10 分钟。

【功用】祛风通络，镇静消渴。

【应用】口舌生疮，口干口臭，

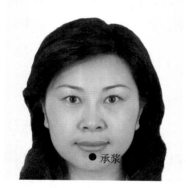

图 2-15-9　任经经穴 9

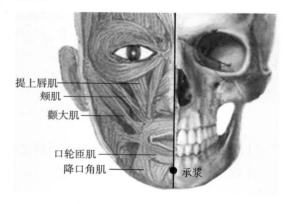

图 2-15-10　任经经穴 10

第十六节　经外奇穴美容穴

四神聪（Sìshéncōng）（EX-HN1）

【标准定位】在头顶部，当百会前、后、左、右各1寸，共4穴。（图2-16-1、2）

【取法】正坐或仰卧位，先取头部前、后正中线与耳郭尖连线的交叉点（百会穴），再从此点向前、后、左、右各旁开1寸处取穴。

【刺灸法】刺法：平刺，针尖向百会方向；或向四周进针0.5~0.8寸，局部酸胀。

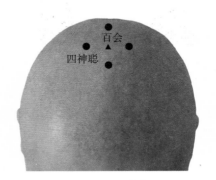

图 2-16-1　经外奇穴 1

灸法：艾炷灸1~3壮，艾条温灸5~8分钟。

每天揉按四神聪5~10分钟，有预防头痛，失眠、眩晕的作用。

【功用】镇静安神，清利头目，醒脑开窍。

【应用】神经衰弱，失眠健忘，神经性头痛。斑秃，脱发。

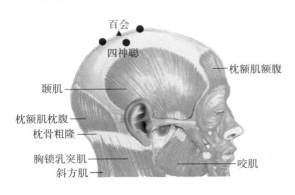

图 2-16-2　经外奇穴 2

鱼腰（Yúyāo）（EX-HN4）

【标准定位】在额部，瞳孔直上，眉毛中。（图2-16-3、4）

【取法】在额部，瞳孔直上，眉毛正中取穴。

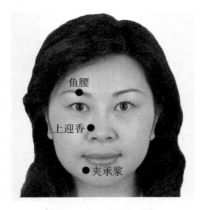

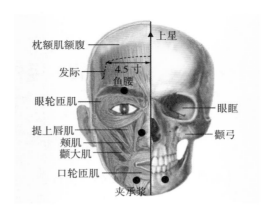

图 2-16-3　经外奇穴 3　　　　　　　　图 2-16-4　经外奇穴 4

【刺灸法】刺法：①平刺 0.5~1.0 寸，向左右透刺攒竹或丝竹空，局部重胀，可扩散至眼球，使眼球出现肿感。②向前下方斜刺 0.3~0.5 寸，达眶上孔，有触电感传至眼与前额，以治三叉神经痛。

灸法：禁灸。

【功用】镇惊安神，活络疏风。

【应用】眼睑瞤动，口眼㖞斜，眼睑下垂等；鼻衄，目赤肿痛，三叉神经痛等。

太阳（Tàiyáng）（EX-HN5）

【标准定位】在颞部，当眉梢与目外眦之间，向后约一横指的凹陷中。（图 2-16-5、6）

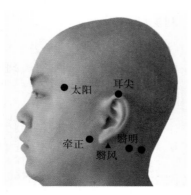

图 2-16-5　经外奇穴 5

【取法】在颞部，当眉梢与目外眦之间，向后约一横指的凹陷中取穴。

【刺灸法】刺法：①直刺 0.3~0.5 寸，局部酸胀。②向后平刺 1.0~2.0 寸，透率谷，局部酸胀，可扩散至同侧颞部，以治偏头痛。③向下平刺 1.5~2.5 寸，透下关，局部酸胀，可扩散至面颊部，以治面神经麻痹。④三棱针点刺出血。

灸法：温针灸 3~5 壮，艾条 5~10 分钟或药物天灸。

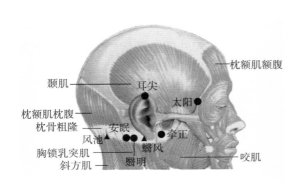

美容除皱则温灸至皮肤温热舒适，每天 1 次，每月 20 次。

【应用】失眠，健忘，癫痫，头痛，眩晕等；鼻衄，目赤肿痛，三叉神经痛等；皮脂溢出，痤疮。

图 2-16-6 经外奇穴 6

上迎香（Shàngyíngxiāng）（EX-HN8）

【标准定位】在面部，当鼻翼软骨与鼻甲的交界处，近鼻唇沟上端处。（图 2-16-3、4）

【刺灸法】刺法：针尖向内上方斜刺 0.5~0.8 寸，局部酸胀，可扩散至鼻额、眼球部。

灸法：艾条灸 5~10 分钟。

【功用】清热通窍，通络止痛。

【应用】过敏性鼻炎，鼻窦炎，鼻出血，嗅觉减退等。

牵正（Qiānzhèng）（EX-HN12）

【标准定位】位于面颊部，耳垂前方 0.5 寸，与耳垂中点相平处。（图 2-16-5、6）

【刺灸法】刺法：直刺或向前斜刺 0.5~1.0 寸，局部酸胀，可扩散至整个面颊部。

灸法：温针灸 3~5 壮，艾条灸 10~20 分钟。

【功用】清热通窍，通络止痛。

【应用】口疮，下牙痛，腮腺炎；面神经麻痹。

夹承浆（Jiáchéngjiān）（EX-HN13）

【标准定位】位于下颌部，当颏唇沟中点两旁约 1 寸处（即下颌骨的颏

孔处。)（图 2-16-3、4）

【取法】正坐仰靠，先取承浆穴，于承浆穴外侧一横指处，用指尖按压可感到一凹陷，此凹陷处是穴。

【刺灸法】刺法：①直刺 0.2~0.4 寸，局部胀痛。②向前下方呈 45° 角左右斜刺 0.5 寸，达颏孔，局部酸胀，有触电感放射于下唇，以治三叉神经第 3 支痛。

灸法：艾条灸 3~5 分钟。

【功用】清热通窍，通络止痛。

【应用】面肌痉挛，面神经麻痹，三叉神经痛；面颊浮肿，口腔炎，牙龈炎，急性牙髓炎，牙根尖周炎等。

颈百劳（Jǐngbǎiláo）（EX-HN15）

【标准定位】在项部，当大椎穴直上 2 寸，后正中线旁开 1 寸处。（图 2-16-7、8）

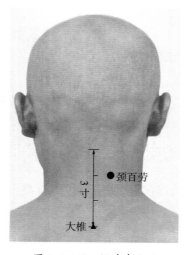

图 2-16-7　经外奇穴 7

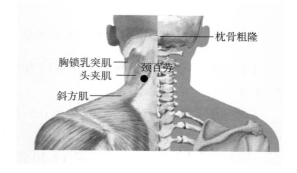

图 2-16-8　经外奇穴 8

【刺灸法】刺法：①直刺 0.5~1.0 寸，针感为局部酸胀。②向内斜刺 0.5~1.0 寸，针感为局部酸胀。

灸法：艾炷灸或温针灸 5~9 壮，艾条灸 10~20 分钟或药物天灸；也可要用累计灸百余壮。

【功用】滋阴补肺，舒筋通络。

【应用】体质虚弱，抵抗力低下；颈椎病，颈项强直酸痛；神经衰弱，头痛失眠。

【注意事项】在此穴区如果向前内侧刺入并较深，有可能刺穿黄韧带进入椎管内而损伤脊髓。因此，在此穴宜直刺。

耳尖（ěrjiān）（EX-HN19）

【标准定位】在耳郭上方，折耳向前，耳郭上方的尖端处。（图 2-16-5、6）
【刺灸法】刺法：直刺 0.1~0.2 寸，局部疼痛；或用三棱针点刺挤压出血。
灸法：艾炷灸 3~5 壮，艾条灸 5~10 分钟。
【功用】清热通窍，通络止痛。
【应用】面瘫初期；痤疮红肿，炎症明显。

夹脊（Jiájí）（EX-B2）

【标准定位】在背腰部，当第 1 胸椎至第 5 腰椎棘突下两侧，后正中线旁开 0.5 寸，一侧 17 穴。（图 2-16-9、10）

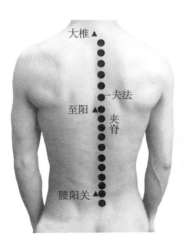

图 2-16-9　经外奇穴 9

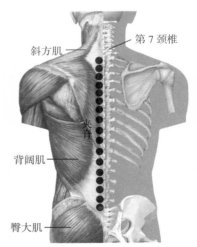

图 2-16-10　经外奇穴 10

【刺灸法】刺法：①直刺 0.3~0.5 寸。②斜刺，针尖偏向脊柱，针刺 1.5~2.5 寸。③平刺。或向上向下透穴，进针 2~3 寸，局部酸胀，可向胸膜部扩散。

灸法：艾炷灸 3~7 壮，艾条灸 5~15 分钟。

【功用】调理脏腑，通利关节。

【应用】胸椎第 1~4 夹脊穴，主治肺脏皮毛疾病；胸椎第 4~7 夹脊穴，主治心脏心神疾病；胸椎第 7~10 夹脊穴，主治肝胆、气血、情志疾病；胸椎第 10~12 夹脊穴，主治脾胃疾病；腰椎第 1~2 夹脊穴，主治肾脏、阴阳失调疾病；腰椎第 3~5 夹脊穴，主治大小肠、子宫疾病。

【注意事项】在此等穴区针刺与在定喘穴针刺时一样，要向前直刺，不要向前内侧斜刺。在后者，如稍深，有可能刺穿黄韧带进入椎管内，损伤脊髓。

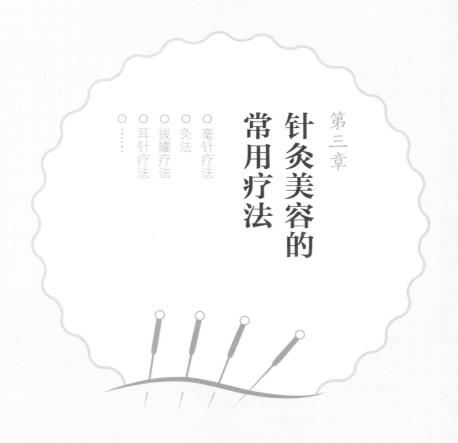

第三章

针灸美容的
常用疗法

○ 毫针疗法
○ 灸法
○ 拔罐疗法
○ 耳针疗法
……

第一节　毫针疗法

毫针为古代"九针"之一，是美容最常用的针具，因其针体微细，故又称"微针""小针"，是古今临床应用最广的一种针具。毫针基本操作技术包括毫针的持针法、进针法、行针法、留针法、出针法等针刺方法。每一种方法，都有严格的操作规程和明确的目的要求，其中以针刺的术式、手法、量度、得气等关键性技术尤为重要。因此，毫针刺法是各种针法的基础，是针灸医生必须掌握的基本方法和操作技能。

一、毫针的构成

（一）制针材料

毫针是用金属制成的，其中以不锈钢为制针材料者最常用。不锈钢毫针，具有较高的强度和韧性，针体挺直滑利，能耐高热、防锈，不易被化学物品等腐蚀，故目前被临床广泛采用。此外，也有用其他金属制作的毫针，如金针、银针，其传热、导电性能虽优于不锈钢针，但针体较粗，强度、韧性远不如不锈钢针，加之价格昂贵，除特殊需要外，一般很少应用。

（二）毫针结构

毫针的构成，分为针尖、针身、针根、针柄、针尾 5 个部分。（图 3-1-1）

1. 针尖　是针身的尖端锋锐部分，亦称针芒，是刺入腧穴肌肤的关键部位。

2. 针身　是针尖至针柄间的主体部分，又称针体，是毫针刺入腧穴内相应深度的主要部分。

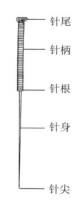

图 3-1-1　毫针

3.针根　是针身与针柄连接的部分，是观察针身刺入腧穴深度和提插幅度的外部标志。

4.针柄　是用金属丝缠绕呈螺旋状，从针根至针尾的部分，是医者持针、行针的操作部位，也是温针灸法时装置艾绒之处。

5.针尾　是针柄的末端部分，亦称针顶。

（三）毫针的分类

根据毫针针柄与针尾的构成和形状不同，可分为：（图3-1-2）

1.环柄针　又称圈柄针，即针柄用镀银或经氧化处理的金属丝缠绕成环形者。

2.花柄针　又称盘龙针，即针柄中间用两根金属丝交叉缠绕呈盘龙形者。

3.平柄针　又称平头针，即针柄也用金属丝缠绕，而无针尾者。

4.管柄针　即针柄用金属薄片制成管状者。

上述4种毫针中，平柄针和管柄针主要在进针器或进针管的辅助下使用。

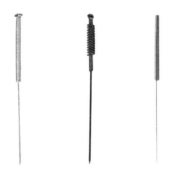

图 3-1-2　毫针形状

二、毫针的规格

毫针的不同规格，主要以针身的直径和长度而区分。

（一）毫针的粗细规格

表 3-1-1　毫针粗细规格表

号数	24	26	28	30	32	34	36
直径（mm）	0.45	0.40	0.35	0.30	0.25	0.22	0.20

（二）毫针的长短规格

表 3-1-2　毫针长短规格表

旧规格	0.5	1	1.5	2	3	4	5	6
新规格	13	25	40	50	75	100	125	150

注：旧规格的单位为寸；新规格的单位为 mm。

一般临床以粗细为 26~30 号（0.30~0.40mm）和长短为 1~3 寸（25~75mm）者最常用。短毫针主要用于耳穴和浅在部位的腧穴作浅刺之用，长毫针多用于肌肉丰厚部位的腧穴作深刺和某些腧穴作横向透刺之用；毫针的粗细与针刺的刺激强度有关，供辨证施治时选用。

三、毫针的选择

针具质量的选择

衡量毫针的质量，主要指针具的"质"与"形"。质，是指制针选料的优劣。不锈钢针，根据中华人民共和国国家标准 GB2024—2016《针灸针》规定，应以 GB1220-75《不锈耐酸钢技术条件》中规定，Cr18 Nig 或 Ocr18 Nig 之不锈钢制成者为优。形，是指毫针的形状、造型。在具体选择时应注意以下几点。

1. 针尖　要端正不偏，光洁度高，尖中带圆，圆而不钝，形如"松针"，锐利适度，使进针阻力小而不易钝涩。

2. 针身　要光滑挺直，圆正匀称，坚韧而富有弹性。

3. 针根　要牢固，无剥蚀、伤痕。

4. 针柄　柄的金属丝要缠绕均匀，牢固而不松脱或断丝，针柄的长短、粗细适中，便于持针、行针。

四、毫针操作基本功

熟练掌握毫针操作，并自如运用于临床，是每一个针灸医生必须做到的。要达到如此水平，只有通过自己不断的练习。手法操作熟练者，不仅进针快，透皮时不痛，行针自如，病人乐于接受，而且能够调整经气，起到热补或凉泻的作用，亦可气至病所，取得迅速的临床疗效。

学习毫针操作不仅要课上练针，还要注意平时利用课余时间进行练习。这样积少成多，天长日久，手指的力量和灵活度就会明显提高。练针要求环境安静，动作规范，宁神聚意，以加强治神、体验针感。

毫针操作还必须逐步做到意气的训练。练太极拳和内养功，就可练意、练气，使全身气血旺盛，形神合一。基本功的训练正是要把意气内养与指力练习结合起来，使神易聚于指，指又活动自如，能很快适用于针刺临床操作。

练针、练指

1. 纸垫练针法　用松软的细草纸或毛边纸，折叠成约 2cm 左右的厚度，8cm×5cm 大小的纸垫，外用棉线呈"井"字形扎紧。在此纸垫上可练习进针指力和捻转动作。练习时，一手拿住纸垫，一手如执笔式持针，使针身垂直于纸垫上，当针尖抵于纸垫后，拇、食、中三指捻转针柄，将针刺入纸垫内，同时

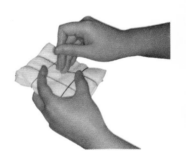

图 3-1-3　纸垫练针法

手指向下渐加一定压力，待刺透纸垫背面后，再捻转退针，另换一处如前再刺（图 3-1-3）。如此反复练习至针身可以垂直刺入纸垫，并能保持针身不弯、不摇摆、进退深浅自如时，说明指力已达到基本要求。作捻转练习时，可将针刺入纸垫后，在原处不停地来回做拇指与食、中两指的前后交替捻转针柄的动作。要求捻转的角度均匀，运用灵活，快慢自如，一般每分钟可捻转 150 次左右。纸垫练针初时可用 1.0~1.5 寸长的短毫针，待有了一定的指力和手法基本功后，再用 2.0~3.0 寸长的毫针练习。同时还应进行双手行针的练习，以适应临床持续运针的需要。

2. 棉球练针法　取棉絮一团，用棉线缠绕，外紧内松，做成直径约6~7cm 的圆球，外包白布一层缝制，即可练针。因棉球松软，可以练习提插、捻转、进针、出针等各种毫针操作手法的模拟动作。作提插练针时，以执毫

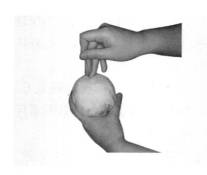

图 3-1-4 棉球练针法

笔式持针，将针刺入棉球，在原处作上提下插的动作，要求深浅适宜，幅度均匀，针身垂直。在此基础上，可将提插与捻转动作配合练习，要求提插幅度上下一致，捻转角度来回一致，操作频率快慢一致，达到动作协调、得心应手、运用自如、手法熟练的程度。(图 3-1-4)

3. 纸板练针法　这是进一步的练针方法。用 1 寸 26 号毫针在普通包装用纸箱板上练针。练针姿势要求端坐周正，全身放松，呼吸平稳，两脚与肩同宽并自然放平，虚腋、沉肩、垂肘、悬腕，凝神于手下，聚意于指端。针孔要求均匀，针行平直，每天练针半小时以上。这种方法可以增强指力、腕力和悬臂力。由于针粗纸硬，初练 3~5 分钟即感手指酸痛、肩肘不支，但坚持月余后就会感到整个上肢力量增强。最直接的练针效果就是进针不痛，达到"持针之道，坚者为宝"的要求。本法要在守神前提下进行，在锻炼了上肢力量的同时，也锻炼了清静之功，增强了气机的升提力、定向力，使蓄于丹田的下元之气通过臂、指达于针下，去驾驭经气。

五、毫针基本操作技术

毫针基本操作技术包括毫针的持针法、进针法、行针法、留针法、出针法等针刺方法。行针是进针后为了针下得气，产生针感，使针感循经传导的操作技术，主要有基本手法和辅助手法两类。基本手法包括提插、捻转，以及提插、捻转相结合，手法平和，用力、幅度均匀的平补平泻等手法。辅助手法将在第四章介绍。

持针法

持针法，是术者操持毫针保持其端直坚挺的方法。临床常用右手持针行针，称为刺手。持针法以三指持针法为主。《灵枢·九针十二原》："持针之道，坚者为宝。"这是持针法操作的总则。同时，术者持针应重视"治神"，全神贯注，运气于指下，毋左右顾盼，以免影响针刺疗效，造成病人不必要的痛苦。

1.两指持针法　用拇指、食指末节指腹捏住针柄，适用于短小的针具。（图3-1-5）

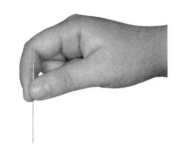

图3-1-5　两指持针法

2.三指持针法　用拇指、食指、中指末节指腹捏拿针柄，拇指在内，食指、中指在外，三指协同，以保持较长针具的端直坚挺状态。（图3-1-6）

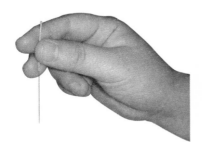

图3-1-6　三指持针法

3.四指持针法　用拇、食、中指捏持针柄，以无名指抵住针身，称四指持针法。适于长针操持，以免针体的弯曲。（图3-1-7）

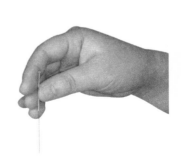

图3-1-7　四指持针法

4.持针身法　用拇、食两指捏一棉球，裹针身近针尖的末端部分，对准穴位，用力将针迅速刺入皮肤。（图3-1-8）

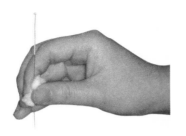

图3-1-8　持针身法

5.两手持针法　用右手拇、食、中三指持针柄,左手拇、食两指握固针体末端,稍留出针尖 1~2 分许。适于长针、芒针操持。双手配合持针,可防止长针弯曲,减少进针疼痛。(图 3-1-9)

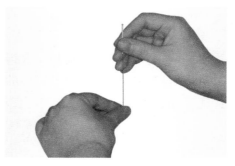

图 3-1-9　两手持针法

进针法

又称下针法,是将毫针刺入腧穴皮下的技术方法。临床常用的进针法,有双手、单手、管针三类。如从进针速度而言,又有快速进针与缓慢进针的区别。不论哪一种进针法,其关键在于根据腧穴部位的解剖特点,选择合适的毫针,并重视"治神"和进针的配合,以达到无痛或微痛的进针。

（一）操作方法

1.双手进针法　即左手按压爪切,右手持针刺入,双手配合进针的操作方法。

（1）爪切进针法:又称指切进针法,临床最为常用。左手拇指或食指的指甲掐切固定针穴皮肤,右手持针,针尖紧靠左手指甲缘迅速

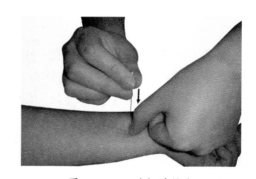

图 3-1-10　爪切进针法

刺入穴位。(图 3-1-10)

（2）夹持进针法:多用于 3 寸以上长针。左手拇、食指捏持针体下段,露出针尖,右手拇、食指持针柄,将针尖对准穴位,双手配合,迅速将针刺入皮下,直至所要求的深度。(图 3-1-11)

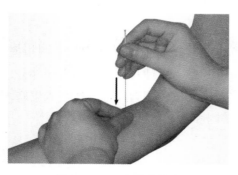

图 3-1-11　夹持进针法

（3）舒张进针法：左手五指平伸，食、中指分张置于穴位两旁以固定皮肤，右手持针从左手食、中指之间刺入穴位。行针时，左手中、食指可夹持针体，防止弯曲（图3-1-12）。此法适于长针深刺。

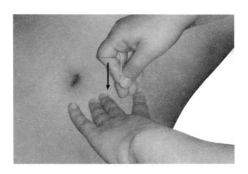

图 3-1-12　舒张进针法 1

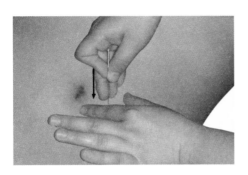

图 3-1-13　舒张进针法 2

（4）提捏进针法：左手拇、食指按着针穴两旁皮肤，将皮肤轻轻提捏起，右手持针从提起部的上端刺入。此法多用于皮肉浅薄处，如面部穴位的进针。（图3-1-14）

对于皮肤松弛或有皱纹处，用左手拇、食指向两侧用力，绷紧皮肤，以利进针，多用于腹部穴位的进针。（图3-1-13）

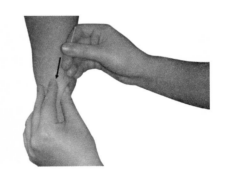

图 3-1-14　提捏进针法

2. 单手进针法　用右手拇、食指持针，中指端紧靠穴位，指腹抵住针体下段；当拇食指向下用力按压时，中指随之屈曲，将针刺入，直刺至所要求的深度。此法三指两用，在双穴同进针时尤为适宜。多用于较短的毫针。（图3-1-15）

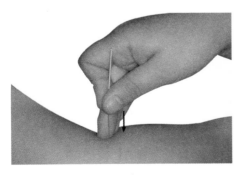

图 3-1-15　单手进针法

3. 管针进针法　将针先插入用玻璃、塑料或金属制成的比针短3分左右的小针管内，放在穴位皮肤上；左手压紧针管，右手食指对准针柄一击，使针尖迅速刺入皮肤；然后将针管去掉，再将针刺入穴内。此法进针不痛，多用于儿童和惧针者。也有用安装弹簧的特制进针器进针者。（图3-1-16）

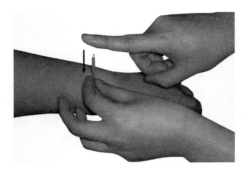

图 3-1-16　管针进针法

4. 快速进针法　除上述爪切进针、夹持进针、管针进针之外，还可采用以下两种方法快速刺入。

（1）插入速刺法：术者用右手拇、食指捏住针体下端，留出针尖2~3分，在穴位上，利用腕力和指力快速将针尖刺入皮肤。

（2）弹入速刺法：左手持针体，留出针尖2~3分，对准穴位；右手拇指在前、食指在后，呈待发之弩状对准针尾弹击，使针急速刺入皮下。可用于2寸以下的毫针，对易晕针者和小儿尤宜。

5. 缓慢进针法　原则上进针宜迅速透皮而无痛，但对于一些特殊部位仍宜缓慢进针。

（1）缓慢捻进法：左手单指爪切或双指舒张押手，右手持针稍用压力，轻微而缓慢地以小于90°角的手法，均匀捻转针柄，边捻边进，使针体垂直于皮肤，渐次捻入皮内。进针时，不要用力太猛，捻转角度不可太大。

（2）压针缓进法：右手拇、食指持针柄，中指指腹抵住针体，用腕力和指力，缓慢将针匀速压入穴位皮内。针刺入皮内后，不改变针向，如遇有明显阻力或患者有异常感觉时，应停止进针。进针后不施捻转、提插手法。适用于眼区穴位及天突穴等。

（二）临床应用

进针法的合理应用，旨在刺入部位正确，透皮无痛或微痛，迅速取得针感。为此，根据不同情况选择应用相应的进针法，可达到上述目的。

1. 针具长度　2寸以下的毫针，可采取爪切进针、单手进针和快速进针。2.5寸以上的毫针，如宜采取夹持进针、缓慢捻进等法。

2. 患者体质　小儿和容易晕针者，宜采用管针进针法；成人和针感迟钝者，则可采用其他各种进针法。

3. 腧穴部位　腹部穴及肌肉松弛处宜用舒张进针法，面部穴及肌肉浅薄处宜用提捏进针法，眼眶穴及一些特殊穴位（天突）则宜用压针缓进法。

目前，临床较常用的是爪切进针、快速插入和缓慢捻进法。

针刺角度和方向

在进针和行针过程中，合理选择进针角度，及时调整针刺方向，以避免进针疼痛和组织损伤，是获得、维持与加强针感的方法。

1. 进针角度　指进针时可根据腧穴部位特点与针刺要求，合理选择针体与表皮所形成角度。一般分为直刺、斜刺和横刺三种。（图3-1-17）

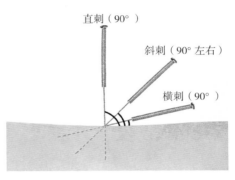

图 3-1-17　进针角度

（1）直刺法：将针体垂直刺入皮肤，针体与皮肤呈如 90° 角。适用于大多数穴位，浅刺与深刺均可。

（2）斜刺法：将针体与皮肤呈 45° 角左右，倾斜刺入皮肤。适用于骨骼边缘和不宜深刺者，如需避开血管、肌腱时也可用此法。

（3）横刺法：又称沿皮刺、平刺或卧针法。沿皮下进针，横刺腧穴，使针体与皮肤呈 15° 角左右，针体几乎贴近皮肤。适用于头面、胸背及皮肉浅薄处。

2. 针向调整　针刺入穴位后，根据针感强弱及其传导方向等情况，及时提退针、调整针向以激发经气的方法。

（1）针向催气法：在针刺入穴内一定深度，行针仍不得气，或针感尚未达到要求时，可提针至浅层，改变针向，再度刺入穴位深层。

（2）针向行气法：行针得气后，为促使针感传导、控制感传方向，可搬倒针体、调整针向，使针尖对准病所（或欲传导之方向），再次刺入或按针不动。常配合摇、努、循、摄等辅助手法应用。

针刺深浅

针刺深浅，是根据腧穴部位特点和病情需要，在针刺得气取得疗效前提下，结合患者体质、针刺时令等因素，正确掌握针刺深度的方法。

1. 依据腧穴部位定深浅　一般肌肉浅薄，内有重要脏器处宜浅刺；肌肉丰厚之处宜深刺。如头面、胸背部及四肢末端腧穴当浅刺，腰背、四肢、腹部穴位可适当深刺。即"穴浅则浅刺，穴深则深刺"之谓。

2. 依据疾病性质定深浅　热证、虚证宜浅刺，寒证、实证宜深刺。如《灵枢·终始》篇说："脉实者，深刺之，以泄其气；脉虚者，浅刺之，使精气无得出。"《灵枢·根结》篇说："气悍则针小而入浅，气涩则针大而入深"。表证，可浅刺以宣散；里证，宜深刺以调气等。总之，应依据疾病证候之性质来选择针刺深浅。

3. 依据疾病部位定深浅　一般病在表、在肌肤宜浅刺，在里、在筋骨、脏腑宜深刺。故《素问·刺齐论》说："刺骨者，无伤筋；刺筋者，无伤肉；刺肉者，无伤脉；刺脉者，无伤皮；刺皮者，无伤肉；刺肉者，无伤筋；刺筋者，无伤骨。"

4. 依据体质定深浅　一般肥胖、强壮、肌肉发达者，宜深刺；消瘦、虚弱、肌肉脆薄者，宜浅刺。成人深刺，婴儿浅刺。故《灵枢·终始》篇说："凡刺之法，必察其形气。"

5. 依据时令定深浅　一般是"春夏宜刺浅，秋冬宜刺深。"《灵枢·终始》篇说："春气在毛，夏气在皮肤，秋气在分肉，冬气在筋骨，刺此病者，各以其时为齐。故刺肥人者以秋冬之齐，刺瘦人者以春夏之齐。"

6. 依据得气与补泻要求定深浅　针刺后浅部不得气，宜插针至深部以催气；深部不得气，宜提针至浅部以引气。有些补泻方法要求，先浅后深，或先深后浅，此时应依据补泻要求定针刺深浅。

提插法

提插是针刺过程中行针的一种基本手法，提插法包括上提和下插两个动作，即针体在腧穴空间上下的运动。《灵枢·官能》篇有"伸"和"推"的方法，但尚未述及提插之名。实际上，伸就是提，推就是插。提插法又称为提按法，琼瑶真人《琼瑶神书》就有"提提、按按"之称。提针和插针两者相对，一上一下，是进针达到一定深度后，在所要求的层次或幅度内反复操作的手法，与分层进退针不可混淆。

（一）操作方法

进针后，将针从浅层插至深层，再由深层提到浅层。前者为下插，又为按、推；后者为上提，又称伸、引。下插与上提的幅度、速度相同，均不分层操作，如此一上一下均匀的提插动作，是为提插法。（图3-1-18）

提插幅度大（3~5分），频率大（120~160次/分钟），针感即强；反之，提插幅度小（1~2分），频率小

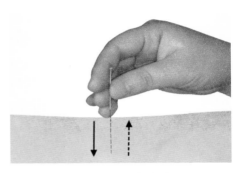

图 3-1-18　提插法

（60~80次/分钟），针感相对较弱。因此，需根据病人体质、年龄与腧穴部位深浅，乃至病情缓急轻重，接受针刺的次数（初诊、复诊），而逐步调节提插的幅度与频率。

（二）临床应用

1.催气　针刺未得气，可用提插、捻转结合，促使气至。单独运用提插手法，也有催气作用。

2.行气　在针刺得气基础上，针体在1分左右范围内连续均匀提插，可使针感扩散。《针灸大成》说："徐推其针气自往，微引其针气自来。"即指提插可以行气，可使针感扩散，甚至循经感传、气至病所。提插亦可配合呼吸，如此则激发经气的作用更加明显。

捻转法

捻转法，是拇、食指持针，捻动针体使针左右均匀旋转的手法。作为一种基本手法，《灵枢·官能》篇说："切而转之"，"微旋而徐推之"。其中的旋和转，即指捻转针体的动作。本法临床应用广泛，除捻转可以进针之外，还可配合提插以催气，配合针向与呼吸以行气。

（一）操作方法

作为基本手法的捻转，即针体进入穴位一定深度以后，用拇指和食指持针，并用中指微抵针体，通过拇、食指来回旋转捻动，反复交替而使针体捻转。（图 3-1-19）

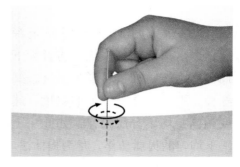

图 3-1-19　捻转法

捻转时，拇指与食指必须均匀用力，其幅度与频率可因人而异。患者体弱、对针刺敏感者，捻转幅度小（180°），频率小（60~80 次 / 分）；患者体强，对针刺不太敏感者，捻转幅度大（360°），频率大（120~160 次 / 分）。

（二）临床应用

1. 进针　捻转进针是临床常用的方法，一般可用轻微、缓慢、幅度小于 90° 的捻转手法进针。详见进针法。

2. 催气　针刺至一定深度，病人尚未得气时，可将针上下均匀地提插，并左右来回地做小幅度的捻转，如此反复多次，可促使针下得气，是目前临床常用的催气法。

3. 行气　配合针刺方向行气，出现针刺感应且循经传导时，将针体连续捻转，幅度稍大时，使针下有紧张感，往往可促使针感进一步循针尖方向扩散，甚至达到"气至病所"的效果。

4. 针感保留与消减　将出针时，用力持针向一个方向捻针，然后迅速出针，可使针感保留。针感保留的强弱程度及时间长短，与用力、捻转幅度有关。如将出针时，针感过强、患者难以忍受，术者可用极轻微的指力持针，均匀反复捻转针体，针感即可迅速减轻或消失。

導气法和平补平泻

导气法，出《灵枢·五乱》："徐入徐出，谓之导气，补泻无形，谓之同精，是非有余不足也。"导，有引导之义。导气之旨，在于引导脏腑经络清浊相干之气，恢复正常的阴阳平衡状态。

今人论平补平泻，云：进针后"再作均匀地提插捻针，使针下得气，然后根据情况，将针退出体外，这种方法主要用于虚实不太显著或虚实兼有的病证。"（《针灸学讲义》，上海科技出版社，1964）实际上，这种以得气为度的手法，不具有补泻作用，手法平和，也应属本法范畴。

（一）操作方法

1. 导气法　根据从阳引阴、从卫取气，从阴引阳、从营置气的原则，在进针得气后作导气手法。由浅层徐徐进插入深层，再从深层徐徐提退至浅层；或由深层徐徐提退针至浅层，再从浅层徐徐进插入至深层。每 1 次需时 3~4 分钟，为导气 1 度。可反复行针 3~5 度。每度导气可留针 3~5 分钟后，再行下一度导气手法，也可连续操作。待导气完毕后，留针 20~30 分钟。

2. 平补平泻法　进针至穴位一定深度，用缓慢的速度，均匀平和用力，边捻转、边提插，上提与下插、左转与右转的用力、幅度、频率等，并注意捻转角度要在 90°~180° 之间，提插幅度尽量要小，从而使针下得气，留针 20~30 分钟，再缓慢平和地将针渐渐退出。

（二）临床应用

1. 催气、守气　如针刺未得气时，可用本法催气，促使得气；如已得气时，可用以维持与保留针感。

2. 适应病症　本法可用于虚实不太明显或虚实相兼的病症。适于清浊相干、气乱于脏腑经络的病症，如脘痞、胀满、肥胖等。

留针法

留针法，是针刺得气以后，将针体留置穴内，让它停留一段时间后，再予出针的方法。临床可分为静留针法和动留针法两种，根据病情和患者体质不同而分别使用。此外，还有不少病人并不适宜留针，有的留针反而会影响疗效。因此，对是否需要留针，以及留针时间的长短，都必须辨证而施，不可机械。

对于留针法的应用，承淡安《中国针灸学》分为置针术和间歇术，前者即静留针法，后者即动留针法。他认为，置针术可抑制镇静，间歇术则以兴奋为目的。

（一）操作方法

根据留针期间是否间歇行针，可分为以下两类方法施用。

1. 静留针法　将针刺入穴内，让其安静自然地留置一段时间，其间不施行任何针刺手法。《素问·离合真邪论》："静以久留"，即是此例。静留针法，又可根据病症情况的不同，分别采取短时间静留针和长时间静留针法。短时间静留针法，可静留针 20~30 分钟；长时间静留针法，可静留针几小时，甚而几十小时，现代大多用皮内针埋植代替。

2. 动留针法　将针刺入穴内，得气后仍留置一段时间，其间间歇行针，施以各种手法。短时间动留针法，可留针 20~30 分钟，其间行针 1~3 次；长时间动留针法，可留针几小时，甚而几十小时，每 10~30 分钟行针 1 次，在症状发作时尤当及时行针，加强刺激量。

（二）临床应用

1. 候气　进针至穴内一定深度后，可静以留针，以候气至。《素问·离合真邪论》："静以久留，以气至为故，如待所贵，不知日暮。"就是这种候气法。候气时，可以采用静留针，也可采用捻转、提插结合以催其气至。

2. 守气和行气　留针期间静而留之，保持针体在穴内深度不变，或手持针柄运气于指下，并治神调息，以维持针感，是为守气之法。留针期间，调整针刺方向与深浅，或采用相应的手法间歇行针，加强针感，促使针感循经传导，是为行气之法。

3. 留针应根据病症情况而施用　急性病症或慢性病急性发作，如急性菌痢、急腹症、哮喘和坐骨神经痛等症状发作时，宜长时间动留针法。慢性病患者一般采用静留针法，体弱不耐针刺者可短时间静留针，顽固性病症可采取长时间静留针法。头针、耳针或远道刺、巨刺时，留针期间可配合病所运动、导引、按摩诸法。正气不虚、症状不显著者，常采用短时间动留针法。里证、阴证、寒证宜久留针，表证、阳证、热证宜短时间留针，甚而不留针。留针还必须因人、因时制宜。婴幼儿不宜留针，可浅刺、疾刺；老人、体虚者可短时间留针；青壮年则可留针时间适当延长。春夏季留针宜短，秋冬季则留针时间可适当长些。

4. 留针应根据患者针感来掌握　针感显著、气至病所者，或对针刺不能耐受者，宜短时间留针，甚而不予留针。针感不显、感应迟钝，或对针刺有较强耐受性者，可采用长时间留针或间歇行针。

出针法

出针是毫针技术操作过程的最后步骤，是针刺达到要求后将针取出的方法。在临床上，出针法应根据病症虚实、患者体质、针刺深浅和腧穴特点等具体情况正确施行，否则会影响疗效，甚而引起出血、血肿、针刺后遗感等不良后果。

（一）操作方法

出针前，稍捻针柄，待针下轻松滑利时方可出针。出针时，左手持一消毒干棉球按压穴位（或夹持针体底部），右手拇、食指持针柄，捻针退出皮肤。出针后，一般宜用棉球按压针孔，以防出血。

如左右手同时出针时，可用左手或右手拇、食指捻动针柄，轻轻提针外出，中指则按住针孔旁的皮肤，略施力按摩或按压不动，以免肌肉随针牵起，再逐步或一次外提。

（二）临床应用

在临床上，出针法应根据病症虚实、病情缓急等情况正确施行。

虚证宜徐出针而疾按针孔，为补法；实证宜疾出针而徐按针孔（或不按针孔），为泻法。详见开阖补泻法。

六、针刺异常情况

一般情况下，针刺治疗是一种既简便又安全的疗法，但由于种种原因如操作不慎，疏忽大意，或触犯针刺禁忌，或针刺手法不适当，或对人体解剖部位缺乏全面的了解，有时也会出现某种不应有的异常情况，如晕针、滞针、弯针、折针、针后异常感、损伤内脏等。一旦出现上述情况，应立即进行有效的处理，不然，将会给患者造成不必要的痛苦，甚至危及生命。因此，针灸工作者应引为注意，加以预防。现就常见的针刺异常情况分述如下。

1. 晕针　晕针是在针刺过程中患者发生的晕厥现象。

表现　在针刺过程中，轻者感觉精神疲倦，头晕目眩，恶心欲吐；重者突然出现心慌气短，面色苍白，出冷汗，四肢厥冷，脉细弱而数或沉伏。甚而神志昏迷，猝然仆倒，唇甲青紫，大汗淋漓，二便失禁，脉细微欲绝。

原因 多见于初受针刺治疗的患者，可因情绪紧张、素体虚弱、劳累过度、饥饿，或大汗后、大泻后、大失血后；也有的是因体位不当，施术者手法过重，或因诊室内空气闷热、过于寒冷、临时的恶性刺激等，而致针刺时或留针过程中患者发生此症。

处理 立即停止针刺，或停止留针，退出全部已刺之针，扶病人平卧，头部放低，松解衣带，注意保暖。轻者静卧片刻，给饮温茶或温开水，即可恢复。不能缓解者，在行上述处理后，可指按或针刺急救穴，如人中、素髎、合谷、内关、足三里、涌泉、太冲等，也可灸百会、关元、气海。若仍人事不省、呼吸细微、脉细弱者，可采取现代急救措施。在病情缓解后，仍需适当休息。

预防 主要根据晕针发生的原因加以预防。对初次接受针治者，要做好解释工作，解除恐惧心理，对体质虚弱或年迈者应采取卧位，且体位适当、舒适，少留针；取穴宜适当，不宜过多；手法宜轻，切勿过重。对过累、过饥、过饱的患者，推迟针刺时间，应待其体力恢复、进食后再进行针刺。注意室内空气流通，消除过热、过冷因素。医者在针刺过程中应密切观察患者的神态变化，询问其感觉。

2. 滞针 滞针是指在行针时或留针后医者感觉针下涩滞，捻转、提插、出针均感困难，而患者则感觉疼痛的现象。

表现 在行针时或留针后医者感觉针在穴内捻转不动，发现捻转、提插和退针均感困难，若勉强捻转、提插时，则患者痛不可忍。

原因 患者精神紧张，或因病痛或当针刺入腧穴后，引起局部肌肉强烈痉挛；或行针手法不当，捻针朝一个方向角度过大，肌纤维缠绕于针体；或针后患者移动体位所致。若留针时间过长，有时也可出现滞针。

处理 如因患者精神紧张，或肌肉痉挛而引起的滞针，须做耐心解释，消除紧张情绪，延长留针时间，或在邻近部位按摩，以求松解，或在邻近部位再刺一针，或弹动针柄，以宣散气血、缓解痉挛；如因单向捻转过度，需向反方向捻转；如因患者体位移动，需帮助其恢复原来体位。滞针切忌强力硬拔。

预防 对初次接受针治者和精神紧张者，做好针前解释工作，消除紧张情绪。进针时应避开肌腱，行针时手法宜轻，不可捻转角度过大，切忌单向捻转。选择较舒适体位,避免留针时移动体位。

3. 弯针　弯针是指进针和行针时,或当针刺入腧穴及留针后,针身在体内形成弯曲的现象。

表现　针柄改变了进针时的方向和角度,针身在体内形成弯曲,提插、捻转、退针滞涩而困难,患者自觉疼痛或扭胀。

原因　术者进针手法不熟练,用力过猛且不正;或针下碰到坚硬组织;或进针后病者体位有移动;或外力碰撞、压迫针柄;或因滞针处理不当,而造成弯针。

处理　出现弯针后,不要再行任何手法。弯曲度较小的,可按一般拔针法,将针慢慢拔出;针身弯曲度较大的,可顺着弯曲方向慢慢将针退出;体位移动所致的弯针,先协助患者恢复进针时的体位,之后始可退出;针体弯曲不止一处者,须结合针柄扭转倾斜的方向逐次分段外引。总之要避免强拔猛抽而引起折针、出血等。

预防　术者手法要轻巧,用力适当,不偏不倚;患者体位适当,留针过程中不可改变体位;针刺部位和针柄要防止受外物碰压。

4. 折针　折针又称断针,是指针体折断在人体内。

表现　在行针或退针过程中,突然针体折断,或出针后发现针身折断,有时针身部分露于皮肤之外,有时全部没于皮肤之内。

原因　主要是针前检查工作遗漏,用了质量低劣或有隐伤之针具。其次进针后病者体位有移动;或外力碰撞、压迫针柄;再次是遇有弯针、滞针等异常,处理不当,并强力抽拔;或针刺时将针身全部刺入,强力提插、捻转,引起肌肉痉挛。

处理　术者应头脑冷静,态度沉着。交代患者不要恐惧,保持原有体位,以防残段隐陷。如皮肤尚露有残端,可用镊子钳出。若残段与皮肤相平,折面仍可看见,可用左手拇、食两指在针旁按压皮肤,使之下陷,相应地使残段露出皮肤,右手持镊子轻巧地拔出。如残段没于皮内,须视所在部位,采用外科手术切开寻取。

预防　针前必须仔细检查针具,特别是针根部分,更应认真刮试。凡接过电针机的毫针,应定期更换淘汰。针刺时不应将针体全部进入腧穴,绝对不能进至针根,体外应留一定的长度。行针和退针时,如果发现有弯针、滞针等异常情况,应按上述方法处理,不可强力硬拔。

5. 针后异常感　针后异常感是指出针后患者遗留酸痛、沉重、麻木、酸胀等不适的感觉。

表现 出针后患者不能挪动体位；或遗留酸痛、沉重、麻木、酸胀等不适的感觉；或原症状加重。

原因 行针手法过重；或留针时间过长；或体位不适。

处理 一般出针后让患者休息片刻，不要急于离去。用手指在局部上下循按，或可加艾条施灸，即可消失或改善。

预防 行针手法要匀称适当，避免手法过强和留针时间过长。一般病症，出针后用手指在局部上下循按，避免出现针后异常感。

6. 出血和皮下血肿 出血是指出针后针刺部位出血；皮下血肿是指针刺部位出现的皮下出血而引起肿痛的现象。

表现 出针后针刺部位出血；针刺部位出现肿胀疼痛，继则皮肤呈现青紫、结节等。

原因 出血、青紫多是刺伤血管所致，有的则为凝血功能障碍。

处理 出血者，可用棉球按压较长的时间和少施按摩。若微量的皮下出血而引起局部小块青紫，一般不必处理，可自行消退。若局部肿胀疼痛较剧，青紫面积大而且影响活动功能时，可先做冷敷止血后，再做热敷，以促使局部淤血消散吸收。

预防 仔细检查针具，熟悉人体解剖病位，避开血管针刺。行针手法要匀称适当，避免手法过强，并嘱患者不可随意改变体位。出针时立即用消毒干棉球按压针孔。对男性病人，要注意排除血友病患者。

7. 针穴疼痛 针穴疼痛是指进针和行针时，或留针后，针刺部位出现疼痛的现象。

表现 针刺部位出现疼痛。

原因 进针时针尖停留表皮时间过长；针前检查工作遗漏，用了质量低劣如针尖弯曲带钩之针具，使皮肤受损；或进针后患者体位有移动；或行针手法过重；或操作手法不熟练；或外力碰撞、压迫针柄；或刺及骨骼、肌腱、血管。

处理 调整针刺深浅和方向，或将有针尖钩曲的针退出，用手指在局部上下循按。

预防 仔细检查针具，熟悉人体解剖病位。进针要迅速透皮，操作手法要熟练，行针手法要匀称适当，避免手法过强，并嘱患者不可随意改变体位。

8. 针刺引起创伤性气胸　针刺引起创伤性气胸是指针具刺穿了胸腔且伤及肺组织，气体积聚于胸腔，从而造成气胸出现呼吸困难等现象。

表现　患者突感胸闷、胸痛、气短、心悸，严重者呼吸困难、发绀、冷汗、烦躁、恐惧，到一定程度会发生血压下降、休克等危急现象。检查：患侧肋间隙变宽，胸廓饱满，叩诊鼓音，听诊肺呼吸音减弱或消失，气管可向健侧移位。如气串至皮下，患侧胸部、颈部可出现握雪音，X线胸部透视可见肺组织被压缩现象。部分病情较轻的患者，出针后并不出现症状，而是过一定时间才慢慢感到胸闷、疼痛、呼吸困难。

原因　当针刺胸部、背部和锁骨附近的穴位过深，针具刺穿了胸腔且伤及肺组织，气体积聚于胸腔而造成气胸。

处理　一旦发生气胸，应立即出针，采取半卧位休息，要求患者心情平静，切勿恐惧而反转体位。一般漏气量少者，可自然吸收。同时要密切观察，随时对症处理，如给予镇咳、消炎药物，以防止肺组织因咳嗽扩大创孔，加重漏气和感染。对严重病例如发现呼吸困难、发绀、休克等现象需组织抢救，如胸腔排气、少量慢速输氧、抗休克等。

预防　针刺治疗时，术者必须思想集中，选好适当体位，注意选穴，根据患者体形肥瘦，掌握进针深度，施行提插手法的幅度不宜过大。对于胸部、背部及缺盆部位的腧穴，最好平刺或斜刺，且不宜太深，一般避免直刺，不宜留针时间过长。如有四肢部位的同效穴，尽量不用胸背部腧穴。更不可粗针深刺该部腧穴。

9. 针刺引起神经损伤　针刺对神经系统的损伤，包括中枢神经和外周神经。针刺损伤涉及大脑、小脑、脑干、脊髓、四肢及头面的一些神经干、支，还有内脏神经的损伤。

（1）刺伤脑脊髓　刺伤脑脊髓是指针刺颈项、背部腧穴过深，针具刺入脑脊髓，引起头痛、恶心等现象。

表现　如误伤延脑时，可出现头痛、恶心、呕吐、抽搐、呼吸困难、休克和神志昏迷等。如刺伤脊髓，可出现触电样感觉向肢端放射引起暂时性瘫痪，有时可危及生命。

原因　脑脊髓是中枢神经统帅周身各种机体组织的总枢纽、总通道，而它的表层却分布有督脉及华佗夹脊等许多针刺要穴。如风府、哑门、大椎、风池、华佗夹脊等。针刺过深或进针方向不当，均可伤及脑脊髓，造成严重后果。

处理　应立即出针。轻者，应安静休息，经过一段时间，可自行恢复。重则应配合有关科室如神经外科，进行及时的抢救。

预防　凡针刺督脉腧穴（12 胸椎以上的项、背部）及华佗夹脊穴，都要认真掌握进针深度和进针方向。风府、哑门，针刺方向不可向上斜刺，也不可过深。悬枢穴以上的督脉穴及华佗夹脊穴均不可过深。行针中只可用捻转手法，尽量避免提插，更不可行捣刺。

（2）刺伤周围神经　刺伤周围神经是指针刺引起的周围神经损伤，出现损伤部位感觉异常、肌肉萎缩等现象。

表现　如误伤周围神经，当即出现一种向末梢分散的麻木感，一旦造成损伤，该神经分布区可出现感觉障碍，包括麻木、发热、痛觉、触觉及温觉减退等。同时，还可伴有程度不等的运动功能障碍、肌肉萎缩。

原因　在有神经干或主要分支分布穴位上，行针手法过重，刺激手法时间过长；或操作手法不熟练；或留针时间过长。

处理　应该在损伤后 24 小时内即采取针灸、按摩治疗措施，并嘱病人加强功能锻炼。

预防　在有神经干或主要分支分布的腧穴上，行针手法不宜过重，刺激手法时间不宜过长，操作手法要熟练，留针时间不宜过长。

10. 针刺引起内脏损伤　针刺引起内脏损伤是指针刺内脏周围腧穴过深，针具刺入内脏引起内脏损伤，出现各种症状的现象。

表现　刺伤肝、脾时，可引起内出血，患者可感到肝区或脾区疼痛，有的可向背部放射；如出血不止，腹腔内聚血过多，会出现腹痛、腹肌紧张，并有压痛及反跳痛等急腹症症状。刺伤心脏时，轻者可出现强烈的刺痛；重者有剧烈的撕裂痛，引起心外射血，立即导致休克、死亡。刺伤肾脏时，可出现腰痛，肾区叩击痛，呈血尿，严重时血压下降、休克。刺伤胆囊、膀胱、胃、肠等空腔脏器时，可引起局部疼痛、腹膜刺激征或急腹症症状。

原因　主要是术者缺乏解剖学和腧穴学知识，对腧穴和脏器的部位不熟悉，加之针过深而引起。

处理　伤轻者，卧床休息后一般即可自愈。如果损伤严重或出血明显者，应密切观察，注意病情变化，特别是要定时检测血压。对于休克、腹膜刺激征，应立即采取相应措施，不失时机地进行抢救。

预防　注意学习腧穴学，掌握腧穴结构，明了穴下的脏器组织。操作时，注意凡有脏器组织、大血管、神经处都应改变针刺方向，避免深刺。同时注意体位，避免因视角盲区产生的谬误。肝、脾、胆囊肿大、心脏扩大的患者，如针刺胸、背、胁、腋的穴位不宜深刺；尿潴留、肠粘连的患者，如针刺腹部的穴位不宜深刺。

第二节　灸法

《说文解字》说："灸，灼也，从火音灸，灸乃治病之法，以艾燃火，按而灼也。"可见，灸法是用艾绒或药物为主要灸材，点燃后放置腧穴或病变部位，进行烧灼和熏熨，借其温热刺激及药物作用，温通气血、扶正祛邪，以防治疾病的一种外治方法。灸法可分为艾灸法和非艾灸法两大类。艾灸法以艾绒为灸材，是灸法的主要内容，可分为艾炷灸、艾条灸等。非艾灸法，可用除艾叶以外的药物或其他方法进行施灸，有灯火灸、药线灸、药笔灸等。

一、艾绒制品

1. 艾炷　以艾绒施灸时，所燃烧的圆锥体艾绒团，称艾炷。常用于艾炷灸，每燃尽1个艾炷，则称1壮。（图 3-2-1）

（1）艾炷规格：

①小炷：如麦粒大，常置于穴位或病变部烧灼，以作直接灸用。

②中炷：如半截枣核大，相当于大炷的一半，常作间接灸用。

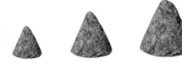

图 3-2-1　艾炷

③大炷：如半截橄榄大，炷高 1cm，炷底直径约 1cm，可燃烧 3~5 分钟，常作间接灸用。艾炷无论大小，直径与高度大致相等。

（2）艾炷制作方法：有手工制作与艾炷器制作两种方法。

①手工制作法：小炷可先将艾绒搓成大小适合的艾团，夹在左手拇食指腹之间，食指要在上，拇指要在下，再用右手拇、食指将艾团向内向左挤

压，即可将圆形艾团压缩成上尖下平之三棱形艾炷，随做随用，至为简便。中、大炷则须将艾绒置于平板上，用拇、食、中三指边捏边旋转，将艾绒捏成上尖下平的圆锥体。要求搓捏紧实，能放置平稳，燃烧时火力由弱到强，患者易于耐受，且耐燃而不易爆。艾炷大小可随治疗需要而定。（图3-2-2）

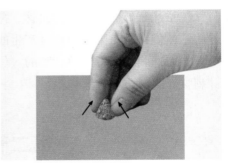

图 3-2-2　艾炷手工制作

②艾炷器制作法：艾炷器中铸有锥形空洞，洞下留一小孔，将艾绒放入艾炷器空洞中，另用金属制成下端适于压入洞孔的圆棒，直插孔内紧压成圆锥体，倒出即成艾炷。用艾炷器制作的艾炷，艾绒紧密，大小一致，更便于应用。

2. 艾条　艾条又名艾卷，系用艾绒卷成的圆柱形长条。一般长20cm、直径1.5cm，常用于悬起灸、实按灸等。根据内含药物之有无，可分为纯艾条（清艾条）和药艾条两种。（图3-2-3）

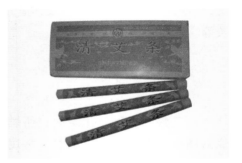

图 3-2-3　艾条

（1）纯艾条：取制好的陈久艾绒24g，平铺在质地柔软疏松而又坚韧的桑皮纸上（26cm×20cm），将其卷成直径约1.5cm的圆柱形艾条，越紧越好，用胶水或糨糊封口。

（2）药艾条：有以下三种。

①常用药艾条：取肉桂、干姜、木香、独活、细辛、白芷、雄黄、苍术、没药、乳香、川椒各等份，研成细末。将药末混入艾绒中，每支艾条加药末6g。制法同纯艾条。

②太乙针灸：配方历代各异。近代处方：人参125g，参三七250g，山羊血62.5g，千年健500g，钻地风500g，肉桂500g，川椒500g，乳香500g，没药500g，穿山甲（土炮）250g，小茴香500g，苍术500g，蕲艾2000g，甘草1000g，防风2000g，麝香少许，共研为末。取棉皮纸一层，高方纸二层（41cm×40cm），内置药末约25g，卷紧成爆竹状，外用桑皮纸厚糊6~7层，

阴干待用。

③雷火针灸：用艾绒94g，沉香、木香、乳香、茵陈、羌活、干姜、穿山甲各9g，研为细末，过筛后，加入麝香少许。取棉皮纸二方，一方平置桌上，一方双折重复于上。铺洁净艾绒于上，用木尺轻轻叩打艾绒，使之均匀成一正方形，然后将药料匀铺于艾绒上，卷成爆竹状，以桑皮纸厚糊6~7层，阴干、勿令泄气以备用。

二、艾炷灸法

可分为直接灸和间接灸两类。

（一）直接灸

将艾炷直接放置施灸部位皮肤上烧灼的方法（图3-2-4）。根据灸后有无烧伤化脓，又可分为化脓灸和非化脓灸。

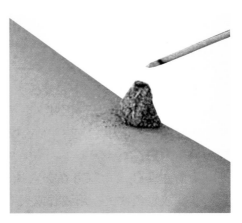

图3-2-4　直接灸

1. 化脓灸法　用黄豆大或枣核大艾炷直接放置腧穴进行施灸，局部组织经烧伤后产生无菌性化脓现象（灸疮）的灸法。这种烧伤化脓现象，古称灸疮。因灸疮愈合之后，多有瘢痕形成，故又称瘢痕灸。《针灸资生经》："《下经》云：凡着艾得疮发，所患即瘥，若不发，其疾不愈。"可见当时古人认为灸法必须达到化脓方有效果，灸疮的发与不发是取效的关键。

操作方法：

体位对取穴有直接关系，因灸治要安放艾炷，且治疗时间较长，特别要注意体位的平正和舒适。体位固定后，再在施灸部位上正确点穴，点穴可用圆棒蘸龙胆紫或墨笔作标记。

艾炷按要求做好，除单纯采用细艾绒之外，也可加些芳香性药末，如丁香、肉桂等，以利热力渗透。艾炷安放时，先在穴位上涂些凡士林，以增加黏附作用，使艾炷不易滚落。放好后，用线香点燃艾炷。

当艾炷燃尽熄灭后，除去灰烬，再重新换另一个艾炷点燃，这称为间断法，不易出现循经感传。不待艾炷燃尽，当其将灭未灭之际，即在余烬上再加新艾炷，不使火力中断，每可出现循经感传，这种方法称为连续法。

当艾炷燃烧过半时，灸穴疼痛灼热，病人往往不能忍受。此时，可用手拍打穴处周围，或在其附近抓挠，或拍打身体其他部位，以分散其注意力，从而减轻疼痛。一般只有在第 1 壮时最痛，之后便可建立耐受。

灸满壮数后，可在灸穴上敷贴膏药，可每天换贴 1 次。或揩尽灰烬，用干敷料覆盖，不用任何药物。

待 5~7 天后，灸穴处逐渐出现无菌性化脓现象，有少量分泌物，可隔 1~2 天更换干敷料或贴新的膏药。疮面宜用盐水棉球揩净，避免污染，防止并发细菌感染。正常的无菌性化脓，脓色较淡，多为白色。若感染细菌而化脓，则脓色黄绿。经 30~40 天，灸疮结痂脱落，局部可留有瘢痕。

如灸疮干燥，无分泌物渗出，古人称为"灸疮不发"，往往不易收效。可多吃一些营养丰富的食物，或服补气养血药物，以促使灸疮的正常透发，提高疗效。也有在原处再加添艾炷数壮施灸，以促使灸疮发作的。

2. 非化脓灸法　主要是麦粒灸。即用麦粒大的小艾炷直接在腧穴施灸，灸后不引起化脓的方法。因其艾炷小，刺激强，时间短，收效快，仅有轻微灼伤或发泡，不留瘢痕，故目前在临床应用较多。

操作方法：

为防止艾炷滚落，可在灸穴抹涂一些凡士林，使之黏附，然后将麦粒大的艾炷放置灸穴上；用线香或火柴点燃，任其自燃，或微微吹气助燃。至艾炷烧近皮肤，病人有温热或轻微灼痛感时，即用镊子将未燃尽的艾炷移去或压灭，再施第 2 壮。也可待其燃烧将尽，有清脆之爆炸声，将艾炷余烬清除，再施第 2 壮。若需减轻灸穴疼痛，可在该穴周围轻轻拍打，以减轻痛感。若灸处皮肤呈黄褐色，可涂一点冰片油以防止起泡。

根据情况一般可用 3~7 壮。若第 2 次再在原处应用，每多疼痛，效果亦大减，故需略行更换位置，但不要超出太远。

本法灼痛时间短，约 20 秒钟左右。一般以不烫伤皮肤或起泡为准。即使起泡，亦可在 2~3 日内结痂脱落，不遗瘢痕。

（二）间接灸法

又称隔物灸、间隔灸。是在艾炷与皮肤之间衬垫某些药物而施灸的一种方法。此法具有艾灸与药物的双重作用，火力温和，患者易于接受。有以下几种：

隔姜灸

操作方法：将鲜生姜切成厚约 0.3cm 的生姜片，用针扎孔数个，置施灸穴位上，用大、中艾炷点燃放在姜片中心施灸（图 3-2-5）。若病人有灼痛感可将姜片提起，使之离开皮肤片刻，旋即放下，再行灸治，反复进行。以局部皮肤潮红湿润为度。一般每次施灸 5~10 壮。

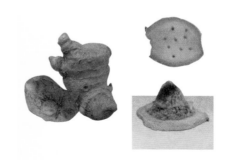

图 3-2-5　隔姜灸

隔蒜灸

操作方法：有隔蒜片灸和隔蒜泥灸两种。前者是将独头大蒜横切成厚约 0.3cm 的薄片，用针扎孔数个，放在患处或施灸穴位上，用大、中艾炷点燃放在蒜片中心施灸，每施灸 4~5 壮，须更换新蒜片，继续灸治（图 3-2-6）。后者将大蒜捣成蒜泥状，置患处或施灸穴位上，在蒜泥上铺上艾绒或艾炷，点燃施灸。此两种隔蒜灸法，每穴每次宜灸足 7 壮，以灸处泛红为度。

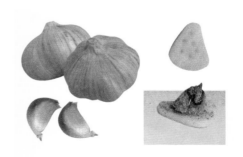

图 3-2-6　隔蒜灸

隔附子灸

操作方法：有附子片灸与附子饼灸两种。前者将附子用水浸透后，切成 0.3~0.5cm 的薄片，用针扎数孔，放施灸部位施灸（同隔姜灸法）。后者取生附子切细研末，用黄酒调和作饼，大小适度，厚 0.4cm，中间用针扎孔，置穴位上，再以大艾炷点燃施灸，附子饼干焦后再换新饼，直灸至肌肤内温热、局部肌肤红晕为度。日灸 1 次。

三、艾条灸法

可分为悬起灸、实按灸两类。

（一）悬起灸

温和灸

将艾卷的一端点燃，对准应灸的腧穴部位或患处，约距离皮肤 2~3cm，进行熏烤（图 3-2-7），使患者局部有温热感而无灼痛为宜，一般每穴灸 10~15 分钟，至皮肤红晕潮湿为度。如遇到昏厥或局部知觉减退的患者及小

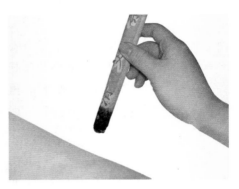

图 3-2-7　温和灸

儿时，医者可将食、中两指置于施灸部位两侧，这样可以通过医生的手指来测知患者局部受热程度，以便随时调节施灸距离，掌握施灸时间，防止烫伤。临床应用广泛，适应于一切灸法主治病症。

回旋灸

点燃艾条，悬于施灸部位上方约 3cm 高处。艾条在施灸部位上左右往返移动，或反复旋转进行灸治。使皮肤有温热感而不至于灼痛。一般每穴灸 10~15 分钟，移动范围在 3cm 左右。（图 3-2-8）

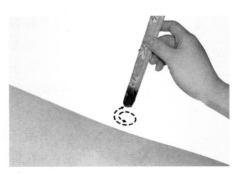

图 3-2-8　回旋灸

雀啄灸

置点燃的艾条于穴位上约3cm高处，艾条一起一落，忽近忽远上下移动，如鸟雀啄食样（图3-2-9）。一般每穴灸5分钟。此法热感较强，注意防止烧伤皮肤。

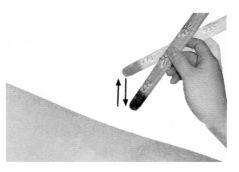

图3-2-9　雀啄灸

（二）实按灸

用加药艾条施灸。因临床需要不同，艾条里掺进的药品处方亦异，又分为雷火神针、太乙神针、百发神针等。之所以称为"针"，是因为操作时，将药艾条实按在穴位上，犹如针刺故名。

1. 操作方法：操作时，在施灸部位铺上6~7层棉纸或布，将艾条点燃，对准穴位直按其上，稍停1~2秒钟，使热气透达深部；若艾火熄灭，可再点再按，每次每穴约按灸5~7下，至皮肤红晕为度。（图3-2-10）

2. 临床应用：适用于风寒湿痹、痿证及虚寒证肥胖。

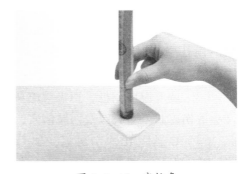

图3-2-10　实按灸

四、温针灸法

温针灸是针刺与艾灸结合应用的一种方法，适用于既需要留针而又适宜用艾灸的病症。操作方法是，将针刺入腧穴得气后并给予适当补泻手法而留针时，将纯净细软的艾绒捏在针尾上，或用艾条一段长约

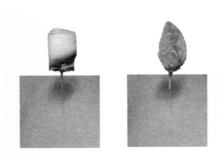

图3-2-11　温针灸

1~2cm 左右，插在针柄上，点燃施灸。待艾绒或艾条烧完后除去灰烬，将针取出。此法是一种简而易行的针灸并用方法，值得推广。（图 3-2-11）

五、温灸器灸法

温灸器是专门用于施灸的器具，用温灸器施灸的方法称为温灸器灸。目前临床常用的温灸器，有灸架、灸筒、灸盒等。

（一）温灸架灸

可用于艾条温和灸，因无须手持移动，有灸架（图 3-2-12）支持，故作用稳定持久，安全简便。

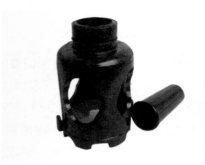

图 3-2-12　温灸架

1. 操作方法

（1）选定腧穴，必须首先系好橡皮带（双股），绕身一周系紧。

（2）将艾条燃着烧旺，插入灸架的顶孔中，对准灸穴，用橡皮带固定左右底袢，使灸架与皮肤垂直。

（3）调节温度高低，以温热略烫能耐受者为宜。温度太小则无效，太高又会烫伤皮肤。对胸腹及四肢诸穴，可嘱病人自选调节。

（4）在燃烧 10 余分钟后，架内有灰烬积存，可使热力受阻，宜勤加清除，并应保持架内清洁。

（5）灸后皮肤如出现潮红，停灸后可自行消失。即使发生水泡，可以刺破后涂一点龙胆紫即可，不必更换他穴。在多次对同一穴施灸后，可形成一层黑色痂皮，效果并不减弱。

（6）施灸时间长短，可根据反应情况及病情决定。一般在新病或局限性病变，必须等待灸感传导过程完善方可停灸，待 3~4 小时后再灸。对顽固久病及某些全身性疾病，灸感传导过程不明显者，每次施灸 1~2 小时，每天以 2 次为宜。

（7）灸治完毕将剩余艾条，插入灭火管中。

2. 临床应用

（1）凡艾条温和灸适宜的病症均可使用，因其施灸位置稳定，作用集中、热力均衡、调节随意，可控制施灸时间，所以容易激发灸感。当灸穴局部热量累积达一定程度时，灸感可逐步发生并向患处移行。

（2）全身无禁灸处，除手足指不便安放之外，头面、四肢、胸腹、腰背均宜。取穴常以1穴为主，最多不超过2个穴位。

（3）病人体位不受限制，可以自由活动。若指导病人长期自灸，便于随身携带，可用以保健及治疗。

（二）温筒器灸

温筒器的式样很多，大多底部均有数十个小孔，内有小筒一个，可以装置艾绒和药物施灸。以下介绍一种温筒器可以固定在腧穴上持续灸疗，以治疗疾病。

1. 温筒器结构（图3-2-13）

灸筒由内筒、外筒两个相套而成，均用2~5mm厚度的铁片或铜片制成。内筒和外筒的底、壁均有孔，外筒上用一活动顶盖扣住，无走烟孔，施灸时可使热力下返，作用加强。内筒安置一定位架，使内筒与外筒间距固定。外筒上安置一手柄以便挟持或取下。亦可在外筒上安置2个小铁丝钩，其尾端可系松紧带以固定灸筒于腧穴上。

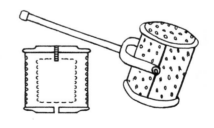

图3-2-13 温灸筒

2. 操作方法

（1）装艾：取出灸筒的内筒，装入艾绒至大半筒，然后用手指轻按表面艾绒，但不要按实。

（2）点火预燃：将内筒装入外筒，用火点燃中央部的艾绒（不能见火苗），放置室外，灸筒底面触之烫手而艾烟较少时，可盖上顶盖，取回施用。但必须注意，预燃不足则施灸时艾火易灭，过度则使用时艾火不易持久。

（3）施灸：将灸筒（底面向下）隔几层布放置于腧穴上即可，以患者感到舒适，热力足够而不烫伤皮肤为佳。

（4）固定：若灸筒上预置小铁丝钩，其尾端可系以一绳（或松紧带）之两端，如灸四肢偏外侧的穴位（如足三里），将两个铁丝钩分别钩住绳的两端，如此灸筒即可固定在穴位上。

（5）灸后处置：一般在下次灸时再将筒内艾灰倒出为妥。

3. 临床应用

（1）适应范围：凡适于艾灸的病症，可用本法施灸。尤其适于慢性病，但贵在持之以恒。

（2）灸量：久病羸弱者，进食少而喜凉恶热者，可用小火灸治。前15天的灸量，腹部穴每次灸20分钟，背部、四肢穴每穴每次灸15分钟。待进食增多、体力增长后再用一般的灸量，头部灸10分钟，背部、四肢灸20分钟，腹部灸30分钟。

4. 注意事项

（1）极少数患者灸后可见头晕、口干、鼻衄、纳呆、乏力，此时宜减少灸量。

（2）各种慢性病，可用中脘、足三里等通理腑气。

（3）温灸时如觉过热，可增加隔布层数。若仍觉过热，可用布块罩在灸筒上，如此进入空气减少，热度即可下降。不热时则减少隔布，或将顶盖敞开片刻，但不可将筒倾倒。

也有用灸筒，将艾绒、药末放入点燃，然后在灸穴或相应部位上来回熏熨，其实是熨法的一种。

（三）温盒灸法

是用一种特制的盒形木制灸具，内装艾卷固定在一个部位而施灸的方法，温盒按其规格分大、中、小3种。温灸盒的制作，取规格不同的木板，厚约0.5cm，制成无底的长方形木盒，上面制作一个可随时取下的盖，与盒之外径大小相同，在盒内中下部安铁窗纱一块，距底边约

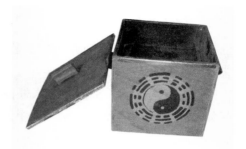

图 3-2-14　温灸盒

3~4cm。（图 3-2-14）

施灸时，把温灸盒安放于应灸部位的中央，点燃艾卷后，置铁纱上，盖上盒盖，放置穴位或患处。每次可灸 15~30 分钟。此法适用较大面积的灸治，尤其适于腰、背、臀、腹部等处。

六、灸法注意事项

（一）体位选择和施灸顺序

1. 体位选择　可采取卧位或坐位，应以体位自然，肌肉放松，施灸部位明显暴露，艾炷放置平稳，燃烧时火力集中，热力易于深透肌肉为准。亦需便于医生正确取穴，方便操作，患者能坚持施灸治疗全过程。

2. 施灸顺序　一般宜先灸上部，后灸下部；先背部，后腹部；先头部，后四肢；先灸阳经，后灸阴经。先阳后阴，取其从阳引阴而无亢盛之弊；先上后下，则循序渐进次序不乱；先少后多，使艾火由弱而强，便于患者接受。如需艾炷灸多壮者，必须由少逐次渐多，或分次灸之（即所谓报灸）。需大炷者，可先用小艾炷灸起，每壮递增之，或用小炷多壮法代替。但在特殊情况下，也可酌情灵活运用，不可拘泥。如气虚下陷之脱肛，可先灸长强以收肛，后灸百会以举陷等，如此才能提高临床疗效。

（二）施灸禁忌及注意事项

1. 禁忌证

（1）禁灸病症：无论外感或阴虚内热证，凡脉象数疾者禁灸；高热、抽搐或极度衰竭、形瘦骨弱者，亦不宜灸治。

（2）禁灸部位：心脏虚里处、大血管处、皮薄肌少筋肉积聚部位，妊娠期妇女下腹部以及腰骶部，睾丸、乳头、阴部不可灸。颜面部不宜着肤灸。关节活动处不能瘢痕灸。

2. 注意事项

（1）施术者应严肃认真，专心致志，精心操作。施灸前应对患者说明施灸要求，消除恐惧心理。若需瘢痕灸，必须先征得患者同意。应处理好灸疮，防止感染。

（2）根据病人的体质和病证施灸，取穴要准，灸穴勿过多，热力应充足，火力宜均匀，切勿乱灸暴灸。

（3）灸治中，出现晕灸者罕见。若一旦发生晕灸，则应按晕针处理方法而行急救。

（4）施灸过程中，应防止艾火烧伤衣物、被褥等。施灸完毕，必须将艾条或艾炷熄灭，以防止发生火灾。对于昏迷、反应迟钝或局部感觉消失的病人，应注意勿灸过量，避免烧烫伤。

第三节　拔罐疗法

拔罐疗法是利用燃烧、抽吸、挤压等方法排出罐内空气，造成负压，使罐吸附于体表腧穴或患处产生刺激，以防病治病的方法。古代常以筒形兽角作罐具，且多用燃烧火力排气拔罐，故又称"角法""吸筒法""火罐气"。本法具有操作简便、使用安全、适应广泛等优点，临床十分常用。

一、常用罐具

1. 竹罐　用坚韧成熟的青竹，按节锯断一端，留节作为底，一端去节作罐口，将外形磨制成两端稍小、中间稍大，且平整光滑的腰鼓状，罐长度与口径比例适度，规格据材而定，大小不等。其罐取材容易，制作简便，吸拔力强，能耐高温，不易破碎，可用于身体各部多种拔罐法，尤其多用于水煮罐法。但其罐易燥裂漏气，且不透明，难以观察罐内皮肤反应，不宜用作刺血拔罐等。（图3-3-1）

2. 陶瓷罐　亦名陶罐，系用陶土烧制而成的罐具。形如缸状、口底稍小、腔大如鼓。其罐吸拔力强，易于高温消毒，适于全身各部。但罐体较重、易于破碎，且不透明，目前已不常用。

3. 玻璃罐　用耐热质硬的透明玻璃烧制成的罐具。形如球或笆斗，

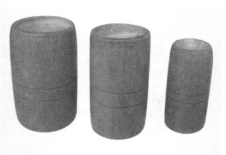

图3-3-1　竹罐

口平腔大底圆，口缘稍厚略外翻，内外光滑，大小规格多样。其罐透明、吸附力大，易于清洗消毒，适用于全身各部，可施多种罐法，是目前最常用的罐具之一。但传热较快，易于破碎。（图3-3-2）

4. 挤压排气罐　以挤压方式排气的罐具。（图3-3-3）

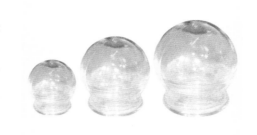

图3-3-2　玻璃罐

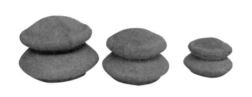

图3-3-3　挤压排气橡胶罐

（1）挤压排气橡胶罐：常用者系仿玻璃罐规格以高弹性塑料而制成的双层塔式橡胶罐。使用时将罐口置于吸拔部，挤压罐身排出罐内气体即行施罐。此罐轻便，不易破裂，便于携带，无点火烫伤之虑，但无温热感、不能高温消毒，易于老化，仅宜拔固定罐，不宜施其他罐法。

（2）挤压排气组合罐：由喇叭形透明玻璃筒的细头端套一橡皮球而构成。应用时将罐口扣于吸拔部位，挤压橡皮球排气而拔罐。其罐操作方便，但负压维持时间较短，仅宜于留罐。

5. 抽气排气罐　连体式抽气罐（图3-3-4）：罐与抽气器连为一体的抽气罐具，其罐上部为圆柱形抽气唧筒，下部为腰鼓形罐体，用双逆止阀产生负压，其真空度由0~18kg/cm2负压值，吸附力可随意调节，又不易破碎，宜用于多部位拔留罐。

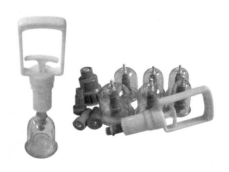

图3-3-4　连体式抽气罐

二、操作方法

根据罐具的种类，目前罐具的吸拔方法（主要指排气方法）已有多种，常用的有火罐和水罐法。

（一）火罐法

系借燃烧火力排出罐内空气成负压，将罐吸附于体表的吸拔法。

1. 闪火法　用镊子夹住略蘸酒精的棉球，或手持闪火器（用细铁丝将纱布缠绕于7~8号粗铁丝的一端，将纱布蘸少许酒精），一手握罐体，将棉球或纱布点燃后立即伸入罐内闪火即退出，速将罐扣于应拔部位。此法适用于各部位，可拔留罐、闪罐、走罐等，临床最常用。此法罐内无燃烧物坠落，不易烫伤皮肤。但蘸酒精宜少，且不能沾于罐口，以免烫伤皮肤。（图3-3-5）

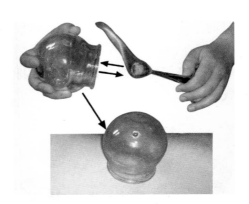

图 3-3-5　闪火法

2. 投火法　将蘸酒精的棉球或折叠的软质白色纸片（卷）点燃后投入罐内，趁火旺时迅速将罐扣于应拔部位。此法罐内燃烧物易坠落烫伤皮肤，故多用于身体侧面横向拔罐，拔单罐、留罐、排罐等。（图3-3-6）

3. 贴棉法　将直径约1~2cm的薄脱脂棉片略蘸酒精后贴于罐体内侧壁，点燃后迅速将罐扣于吸拔部位，此法亦用于身体侧面横向拔罐。操作时所蘸酒精必须适量，酒精过多或过少均易发生棉片坠落，且酒精过多尚易淌流于罐口，而引起皮肤烫伤。（图3-3-7）

4. 架火法　置胶木瓶盖或薄小面饼、中药饮片（据病情而选）于应拔部位，并在其上放置酒精棉球，

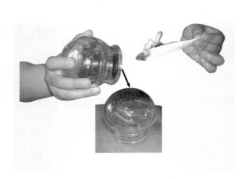

图 3-3-6　投火法

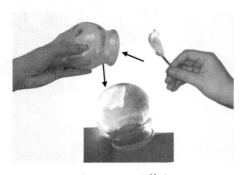

图 3-3-7　贴棉法

点燃后迅速将罐吸拔于该部。此法不易烫伤皮肤，适用于肌肉丰厚而平坦部位拔留罐、排罐。（图 3-3-8）

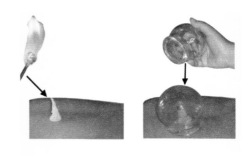

图 3-3-8　架火法

（二）水罐法

是指拔罐时用水热排出罐内空气的方法。根据用水的方式，常有以下几种：

1. 水煮法　将竹罐放入水中或药液中煮沸 2~3 分钟，然后用镊子将罐倒置夹起，迅速用干毛巾捂住罐口片刻，以吸去罐内的水液，降低罐口温度（但保持罐内热气），趁热将罐拔于应拔部位，拔后轻按罐具半分钟左右，令其吸牢。此法消毒彻底，温热作用强，且可罐药结合，适用于任何部位拔留罐、排罐。但操作应适时，出水后拔罐过快易烫伤皮肤，过慢又易致吸拔力不足。

2. 蒸气法　将水或药液（勿超过壶嘴）在小水壶内煮沸，至水蒸气从壶嘴或套于壶嘴的皮管内大量喷出时，将壶嘴或皮管插入罐内 2~3 分钟后取出，速将罐扣于吸拔部位。扣上后用手轻按其罐半分钟，使之拔牢。此法适用于身体各部拔留罐、排罐。

其他尚可用抽气法、挤压法排气拔罐，详见常用罐具。

三、拔罐法的临床应用

根据病变部位与疾病性质，拔罐法尚有不同的应用方法。

1. 单罐法　即一罐独拔。

2. 多罐法　即多罐并用。适宜于病变范围广泛或选穴较多的病症。常根据病情与解剖特点，于多部位或多个穴位处拔数罐至数十罐。如沿某一经脉或某一肌束的体表位置顺序成行排列吸拔多个罐具，又称排罐法。

3. 留罐法　又名坐罐法，拔罐后将罐留置 5~15 分钟，使浅层皮肤和肌肉吸入罐内，轻者皮肤潮红，重者皮下瘀血紫黑。留罐时间久暂视拔罐反应与体质而定，肌肤反应明显、皮肤薄弱、年老与儿童留罐时间不宜过长。

留罐中，据病情需要，可于皮肤垂直方向有节奏地轻提轻按（一提一按）

罐体，或频频震颤罐具或摇晃罐体，或缓缓于水平方向顺时针与逆时针交替转动罐体。以增强刺激，提高治疗效果，但手法宜轻柔，以免肌肤疼痛或罐具脱落。

4. 闪罐法　用闪火法将玻璃罐吸拔于应拔部位，随即取下，再吸拔、再取下，反复吸拔至皮肤潮红，或罐体底部发热为度。本法要求动作要快而准确。

5. 走罐法　亦名推罐法、拉罐法。操作方法是先于施罐部位涂上润滑剂，以凡士林、润肤霜、食油最佳，亦可用水或药液，同时将玻璃罐口亦涂上油脂。用闪火法吸拔后，以手握住罐底，稍倾斜，稍用力将罐沿着肌肉、骨骼、经络循行路线推拉（罐具前进方向略提起，后方着力），反复运作至走罐区皮肤紫红色为度。（图 3-3-9、10）

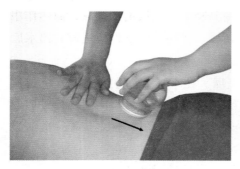 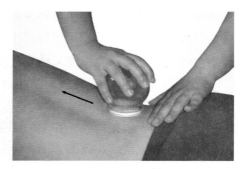

图 3-3-9　走罐法 1　　　　　　　　图 3-3-10　走罐法 2

应据病情与患者体质而调节负压及走罐快慢与轻重；吸拔后应立即走罐，否则吸牢后则难以走罐；走罐动作宜轻柔，用力均匀、平稳、缓慢。罐内负压大小以推拉顺利为宜，若负压过大或用力过重、速度过快，患者易疼痛难忍，且易拉伤皮肤；负压过小，吸拔力不足，罐又易脱落，治疗效果差。

6. 针罐法　指针刺与拔罐相配合的治疗方法。常用针罐法有以下几种：

（1）留针罐法　于相关腧穴上针刺得气后留针，再以针为中心拔留罐 5~10 分钟后启罐、出针。此法

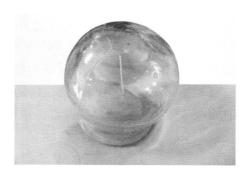

图 3-3-11　留针罐法

宜用于治疗风湿痹证（图3-3-11）。但不宜用于胸背部，因罐内负压易加深针刺深度，从而引起气胸。

2. 出针罐法　于有关穴位针刺得气后，留针或持续快速行针后，出针，立即于该部拔留罐，吸出少许血液或组织液后启罐，用消毒药棉擦净。

3. 刺络罐法　即拔罐与刺血疗法配合应用的治法。于施术穴位或患处常规消毒后，用皮肤针或三棱针、注射针、粗毫针点刺皮肤渗血，或挑刺皮下血络或纤维数根，然后拔留罐，至拔出少量恶血为度。启罐后用消毒棉球擦净血迹。挑刺部用创可贴1~2天伤口即愈。此法适用热证、实证、实寒证、瘀血证及某些皮肤病等。神经性皮炎、皮肤瘙痒症等。

7. 药罐法　是指拔罐配合药物的罐药并用法。

常用方法有药煮罐法、药蒸气罐法、贮药罐法等。此外，尚有将备用药液（水）、药乳、药油、药膏、药糊涂于应拔部位或罐内壁而拔罐的。

四、启罐方法

启罐（图3-3-12）亦名起罐，即将吸拔牢稳的留罐取下的方法。

1. 一般罐的启法　一手握住罐体腰底部稍倾斜，另一手拇指或食指按住罐口边缘的皮肤，使罐口与皮肤之间形成空隙，空气进入罐内，则罐自落。切不可硬拉或旋转罐具，否则会引起疼痛，甚至损伤皮肤。

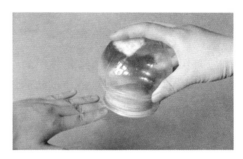

图3-3-12　启罐法

2. 抽气罐的启法　用于注射器抽气罐、空气唧筒抽气罐，向罐内注入空气，罐具即脱。

3. 水（药）罐的启法　应防止水（药）液漏出，若吸拔部位呈水平面，应先将拔罐部位调整为侧面后再启罐。

第四节　耳针疗法

耳针是指用毫针或其他方法刺激耳穴，以防治疾病的一种方法。其治疗范围较广，操作方便，在临床上根据耳穴形、色变化和病理反应，对疾病的诊断还有一定的参考意义。

一、耳针刺激部位

耳针以耳穴为刺激部位。耳穴是耳郭表面与人体脏腑经络、组织器官、四肢躯干相互沟通的部位。当人体内脏或躯体发病时，往往在耳郭的相应部位出现压痛敏感、皮肤电特异性改变和变形、变色等反应。这些反应点，可用以作为防治疾病的刺激部位。

（一）耳郭表面解剖

1. 耳郭正面（图 3-4-1）

耳垂　耳郭下部无软骨的部分。

耳垂前沟　耳垂与面部之间的浅沟。

耳轮　耳郭卷曲的游离部分。

耳轮脚　耳轮深入耳甲的部分。

耳轮脚棘　耳轮脚和耳轮之间的软骨隆起。

耳轮脚切迹　耳轮脚棘前方的凹陷处。

耳轮结节　耳轮后上部的膨大部分。

耳轮尾　耳轮前下移行于耳垂的部分。

轮垂切迹　耳轮和耳垂后缘之间的凹陷处。

耳轮前沟　耳轮与面部之间的浅沟。

对耳轮　与耳轮相对呈"丫"字型的隆起部，由对耳轮体、对耳轮上脚和对耳轮下脚三部分组成。

对耳轮体　对耳轮下部呈上下走向的主体部分。

对耳轮上脚　对耳轮向上分支的部分。

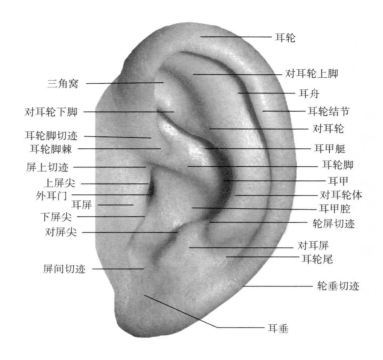

图 3-4-1　耳郭正面

对耳轮下脚　对耳轮向前分支的部分。

轮屏切迹　对耳轮与对耳屏之间的凹陷处。

耳舟　耳轮与对耳轮之间的凹沟。

三角窝　对耳轮上、下脚与相应耳轮之间的三角形凹窝。

耳甲　部分耳轮和对耳轮、对耳屏、耳屏及外耳门之间的凹窝。由耳甲艇、耳甲腔两部分组成。

耳甲艇　耳轮脚以上的耳甲部。

耳甲腔　耳轮脚以下的耳甲部。

耳屏　耳郭前方呈瓣状的隆起。

屏上切迹　耳屏与耳轮之间的凹陷处。

上屏尖　耳屏游离缘上隆起部。

下屏尖　耳屏游离缘下隆起部。

耳屏前沟　耳屏与面部之间的浅沟。

对耳屏　耳垂上方，与耳屏相对的瓣状隆起。

屏间切迹　耳屏和对耳屏之间的凹陷处。

外耳门　耳甲腔前方的孔窍。

2. 耳郭背面（图 3-4-2）

耳轮背面　耳轮背部的平坦部分。

耳轮尾背面　耳轮尾背部的平坦部分。

耳垂背面　耳垂背部的平坦部分。

耳舟隆起　耳舟在耳背呈现的隆起。

三角窝隆起　三角窝在耳背呈现的隆起。

耳甲艇隆起　耳甲艇在耳背呈现的隆起。

耳甲腔隆起　耳甲腔在耳背呈现的隆起。

对耳轮上脚沟　对耳轮上脚在耳背呈现的凹沟。

对耳轮下脚沟　对耳轮下脚在耳背呈现的凹沟。

对耳轮沟　对耳轮体在耳背呈现的凹沟。

耳轮脚沟　耳轮脚在耳背呈现的凹沟。

对耳屏沟　对耳屏在耳背呈现的凹沟。

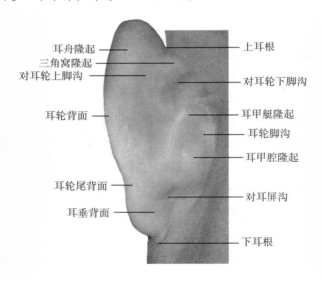

图 3-4-2　耳郭背面

3. 耳根（图 3-4-2）

上耳根　耳郭与头部相连的最上部。

下耳根　耳郭与头部相连的最下部。

（二）耳穴的分布

耳穴在耳郭的分布有一定规律，耳穴在耳郭的分布犹如一个倒置在子宫内的胎儿，头部朝下，臀部朝上。其分布的规律是：与面颊相应的穴位在耳垂；与上肢相应的穴位在耳舟；与躯干相应的穴位在对耳轮体部；与下肢相应的穴位在对耳轮上、下脚；与腹腔相应的穴位在耳甲艇；与胸腔相应的穴位在耳甲腔；与消化道相应的穴位在耳轮脚周围等。（图3-4-3、4）

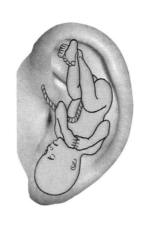

图3-4-3　耳穴形象示意图1

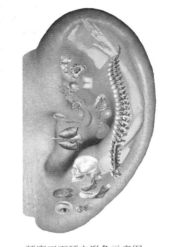

耳廓正面耳穴形象示意图

图3-4-4　耳穴形象示意图2

（三）耳郭的分区（图3-4-5、6）

1. 耳轮分区

为了便于取穴，将耳轮分为12区。耳轮脚为耳轮1区。耳轮脚切迹到对耳轮下脚上缘之间的耳轮分为3等分，自下而上依次为耳轮2区、3区、4区；对耳轮下脚上缘到对耳轮上脚前缘之间的耳轮为耳轮5区；对耳轮上脚前缘到耳尖之间的耳轮为耳轮6区；耳尖到耳轮结节上缘为耳轮7区；耳轮结节上缘到耳轮结节下缘为耳轮8区。耳轮结节下缘至轮垂切迹之间的耳轮分为4等分，自上而下依次为耳轮9区、10区、11区和12区。（图3-4-6）

2. 耳舟分区

为了便于取穴，将耳舟分为6等分，自上而下依次为耳舟1区、2区、3

区、4区、5区、6区。(图3-4-6)

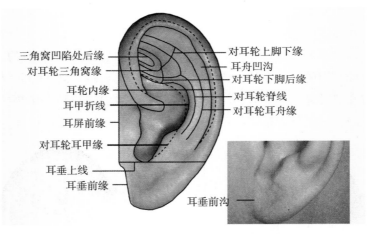

三角窝凹陷处后缘
对耳轮三角窝缘
耳轮内缘
耳甲折线
耳屏前缘
对耳轮耳甲缘
耳垂上线
耳垂前缘

对耳轮上脚下缘
耳舟凹沟
对耳轮下脚后缘
对耳轮脊线
对耳轮耳舟缘

耳垂前沟

图3-4-5　耳郭分区1

3. 对耳轮分区

为了便于取穴，将对耳轮分为13区。对耳轮上脚分为上、中、下3等分，下1/3为对耳轮5区，中1/3为对耳轮4区；再将上1/3分为上、下2等分，下1/2为对耳轮3区，再将上1/2分为前后2等分，后1/2为对耳轮2区，前1/2为对耳轮1区。对耳轮下脚分为前、中、后3等分，中、前2/3为对耳轮6区，后1/3为对耳轮7区。将对耳轮体从对耳轮上、下脚分叉处至轮屏切迹分为5等分，再沿对耳轮耳甲缘将对耳轮体分为前1/4和后3/4两部分，前上2/5为对耳轮8区，后上2/5为对耳轮9区，前中2/5为对耳轮10区，后中2/5为对耳轮11区，前下1/5为对耳轮12区，后下1/5为对耳轮13区。(图3-4-6)

4. 三角窝分区

为了便于取穴，将三角窝由耳轮内缘至对耳轮上、下脚分叉处分为前、中、后3等分，中1/3为三角窝3区；再将前1/3分为上、中、下3等分，上1/3为三角窝1区，中、下2/3为三角窝2区；再将后1/3分为上、下2等分，上1/2为三角窝4区，下1/2为三角窝5区。(图3-4-6)

5. 耳屏分区

为了便于取穴，将耳屏分成4区。耳屏外侧面分为上、下2等分，上部为耳屏1区，下部为耳屏2区。将耳屏内侧面分上、下2等分，上部为耳屏

3区，下部为耳屏4区。（图3-4-6、7）

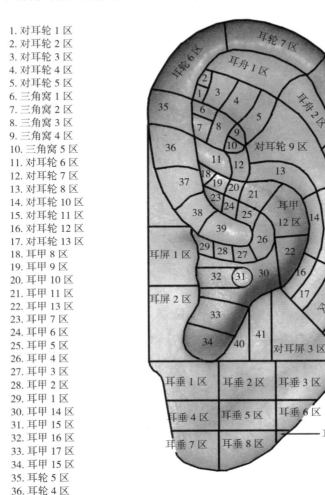

图3-4-6　耳郭分区2

6. 对耳屏分区

为了便于取穴，将对耳屏分为4区。由对屏尖及对屏尖至轮屏切迹连线之中点，分别向耳垂上线作两条垂线，将对耳屏外侧面及其后部分成前、中、后3区，前为对耳屏1区、中为对耳屏2区、后为对耳屏3区。对耳屏

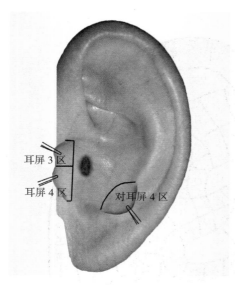

图 3-4-7　耳郭分区（耳屏）

内侧面为对耳屏 4 区。（图 3-4-6、7）

7. 耳甲分区

为了便于取穴，将耳甲用标志点、线分为 18 个区。在耳轮的内缘上，设耳轮脚切迹至对耳轮下脚间中、上 1/3 交界处为 A 点；在耳甲内，由耳轮脚消失处向后作一水平线与对耳轮耳甲缘相交，设交点为 D 点；设耳轮脚消失处至 D 点连线中、后 1/3 交界处为 B 点；设外耳道口后缘上 1/4 与下 3/4 交界处为 C 点；从 A 点向 B 点作一条与对耳轮耳甲艇缘弧度大体相仿的曲线；从 B 点向 C 点作一条与耳轮脚下缘弧度大体相仿的曲线。将 BC 线前段与耳轮脚下缘间分成 3 等份，前 1/3 为耳甲 1 区，中 1/3 为耳甲 2 区，后 1/3 为耳甲 3 区。ABC 线前方，耳轮脚消失处为耳甲 4 区。将 AB 线前段与耳轮脚上缘及部分耳轮内缘间分成 3 等分，后 1/3 为 5 区，中 1/3 为 6 区，前 1/3 为 7 区。将对耳轮下脚下缘前、中 1/3 交界处与 A 点连线，该线前方的耳甲艇部为耳甲 8 区。将 AB 线前段与对耳轮下脚下缘间耳甲 8 区以后的部分，分为前、后 2 等分，前 1/2 为耳甲 9 区，后 1/2 为耳甲 10 区。在 AB 线后段上方的耳甲艇部，将耳甲 10 区后缘与 BD 线之间分成上、下 2 等分，上 1/2 为耳甲 11 区，下 1/2 为耳甲 12 区。由轮屏切迹至 B 点作连线，该线后方、BD 线下方的耳甲腔部为耳甲 13 区。以耳甲腔中央为圆心，圆心与 BC 线间距离的 1/2 为半径作圆，该圆形区域为耳甲 15 区。过 15 区最高点及最低点分别向外耳门后壁作两条切线，切线间为耳甲 16 区。15、16 区周围为耳甲 14 区。将外耳门的最低点与对耳屏耳甲缘中点相连，再将该线下的耳甲腔部分为上、下 2 等分，上 1/2 为耳甲 17 区，下 1/2 为耳甲 18 区。（图 3-4-6、8）

8. 耳垂分区

为了便于取穴，将耳垂分为 9 区。在耳垂上线至耳垂下缘最低点之间划两条等距离平行线，于上平行线上引两条垂直等分线，将耳垂分为9个区，上部由前到后依次为耳垂1区、2区、3区；中部由前到后依次为耳垂4区、5区、6区；下部由前到后依次为耳垂7区、8区、9区。（图3-4-6）

9. 耳背分区

为了便于取穴，将耳背分为5区。分别过对耳轮上、下脚分叉处耳背对应点和轮屏切迹耳背对应点作两条水平线，将耳背分为上、中、下3部，上部为耳背1区，下部为耳背5区，再将中部分为内、中、外3等分，内1/3为耳背2区，中1/3为耳背3区、外1/3为耳背4区。（图3-4-9）

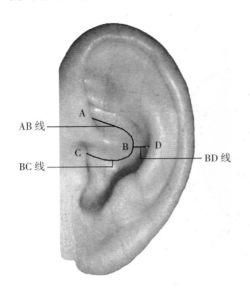
图3-4-8 耳部分区（耳甲）

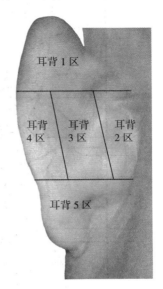
图3-4-9 耳部分区（耳背）

（四）耳穴的部位和主治（图 3-4-10、11）

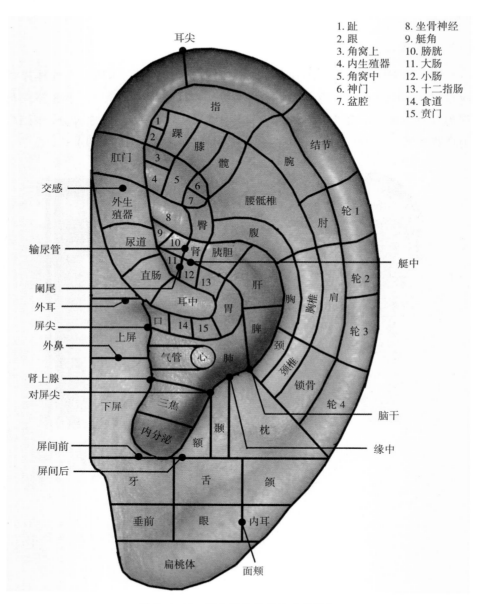

1. 趾	8. 坐骨神经
2. 跟	9. 艇角
3. 角窝上	10. 膀胱
4. 内生殖器	11. 大肠
5. 角窝中	12. 小肠
6. 神门	13. 十二指肠
7. 盆腔	14. 食道
	15. 贲门

图 3-4-10　耳穴定位示意图（正面）

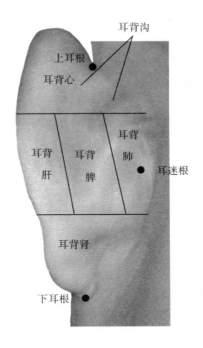

图 3-4-11 耳穴定位示意图（背面）

1. 耳轮穴位（图 3-4-12）

（1）直肠

【定位】在耳轮脚棘前上方的耳轮处，即耳轮 2 区。

【主治】肥胖，便秘，腹泻，脱肛，痔疮。

（2）耳尖

【定位】在耳郭向前对折的上部尖端处，即耳轮 6、7 区交界处。

【主治】肥胖，发热，高血压，急性结膜炎，睑腺炎，痛症，风疹，失眠。

（3）轮 1

【定位】在耳轮结节下方的耳轮处，即耳轮 9 区。

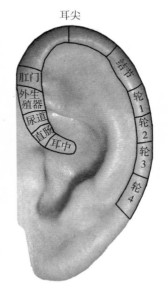

图 3-4-12 耳轮穴位

【主治】肥胖，主治扁桃体炎，上呼吸道感染，发热。

（4）轮2

【定位】在轮1区下方的耳轮处，即耳轮10区。

【主治】肥胖，扁桃体炎，上呼吸道感染，发热。

（5）轮3

【定位】在轮2区下方的耳轮处，即耳轮11区。

【主治】肥胖，扁桃体炎，上呼吸道感染，发热。

（6）轮4

【定位】在轮3区下方的耳轮处，即耳轮12区。

【主治】肥胖，扁桃体炎，上呼吸道感染，发热。

2. 耳舟穴位（图3-4-13）

肩

【定位】在肘区的下方处，即耳舟4、5区。

【主治】肥胖，肩关节周围炎，肩部疼痛。

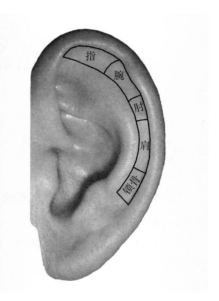

图3-4-13　耳舟穴位

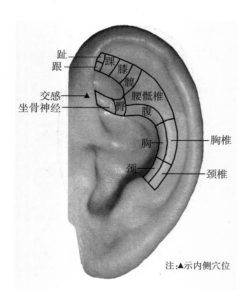

注：▲示内侧穴位

图3-4-14　对耳轮穴位

3. 对耳轮穴位（图3-4-14）

（1）交感

【定位】在对耳轮下脚末端与耳轮内缘相交处，即对耳轮6区前端。

【主治】肥胖，胃肠痉挛，心绞痛，胆绞痛，肾绞痛，自主神经功能紊乱，心悸、多汗、失眠等。

（2）臀

【定位】在对耳轮下脚的后 1/3 处，即对耳轮 7 区。

【主治】肥胖，坐骨神经痛，臀部疼痛。

（3）腹

【定位】在对耳轮体前部上 2/5 处，即对耳轮 8 区。

【主治】肥胖，腹痛，腹胀，腹泻，急性腰扭伤，痛经，产后宫缩痛。

（4）胸

【定位】在对耳轮体前部中 2/5 处，即对耳轮 10 区。

【主治】肥胖，胸胁疼痛，胸闷，乳痛，乳少。

4. 三角窝穴位（图 3-4-15）

（1）角窝上

【定位】在三角窝前 1/3 的上部，即三角窝 1 区。

【主治】肥胖，高血压。

（2）内生殖器

【定位】在三角窝前 1/3 的下部，即三角窝 2 区。

【主治】肥胖，痛经，月经不调，白带过多，功能性子宫出血，遗精，阳痿，早泄。

（3）角窝中

【定位】在三角窝中 1/3 处，即三角窝 3 区。

【主治】肥胖，哮喘，咳嗽，肝炎。

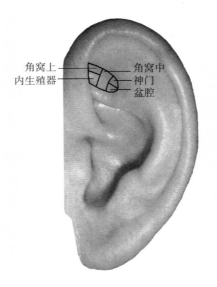

角窝上 —— 角窝中
内生殖器 —— 神门
　　　　　　盆腔

图 3-4-15　三角窝穴位

（4）神门

【定位】在三角窝后 1/3 的上部，即三角窝 4 区。

【主治】肥胖，失眠，多梦，各种痛症，咳嗽，哮喘，眩晕，高血压，过敏性疾病，戒断综合征。

5. 耳屏穴位（图 3-4-16）

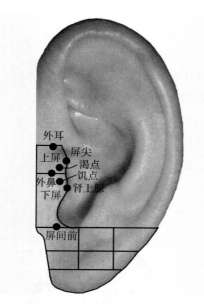

图 3-4-16　耳屏穴位（外侧面）

（1）上屏

【定位】在耳屏外侧面上 1/2 处，即耳屏 1 区。

【主治】咽炎，单纯性肥胖症。

（2）下屏

【定位】在耳屏外侧面下 1/2 处，即耳屏 2 区。

【主治】鼻炎，单纯性肥胖症。

（3）饥点

【定位】外鼻与肾上腺连线中点。

【主治】肥胖症、甲状腺功能亢进。

（4）渴点

【定位】外鼻与屏尖连线中点。

【主治】肥胖，糖尿病、尿崩症、神经性多饮。

（5）肾上腺

【定位】在耳屏游离缘下部尖端，即耳屏 2 区后缘处。

【主治】肥胖，低血压，风湿性关节炎，腮腺炎，间日疟，链霉素中毒性眩晕，哮喘，休克，鼻炎，急性结膜炎，咽炎，过敏性皮肤病。

6. 对耳屏穴位（图 3-4-17、18）

（1）皮质下

【定位】在对耳屏内侧面，即对耳屏 4 区。

【主治】肥胖，痛症，间日疟，神经衰弱，假性近视，胃溃疡，腹泻，高血压病，冠心病，心律失常。

（2）对屏尖

【定位】在对耳屏游离缘的尖端，即对耳屏 1、2、4 区交点处。

【主治】肥胖，哮喘，腮腺炎，皮肤瘙痒，睾丸炎，附睾炎。

（3）缘中

【定位】在对耳屏游离缘上，对屏尖与轮屏切迹之中点处，即对耳屏 2、

3、4 区交点处。

【主治】肥胖，遗尿，内耳眩晕症，功能性子宫出血。

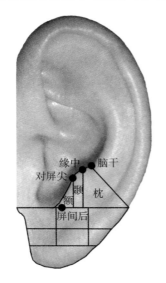

图 3-4-17 对耳屏穴位（外侧面）

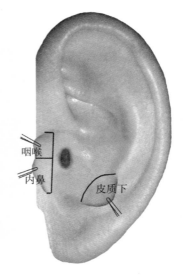

图 3-4-18 对耳屏穴位（内侧面）

（4）脑干

【定位】在轮屏切迹处，即对耳屏 3、4 区之间。

【主治】肥胖，头痛，眩晕，假性近视。

7. 耳甲穴位（图 3-4-19）

（1）口

【定位】在耳轮脚下方前 1/3 处，即耳甲 1 区。

【主治】肥胖，面瘫，口腔炎，胆囊炎，胆石症，戒断综合征，牙周炎，舌炎。

（2）食道

【定位】在耳轮脚下方中 1/3 处，即耳甲 2 区。

【主治】肥胖，食管炎，食管痉挛。

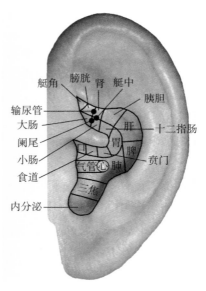

图 3-4-19 耳甲穴位

（3）贲门

【定位】在耳轮脚下方后 1/3 处，即耳甲 3 区。

【主治】肥胖，贲门痉挛，神经性呕吐。

（4）胃

【定位】耳轮脚消失处，即耳甲 4 区。

【主治】肥胖，胃炎，胃溃疡，失眠，牙痛，消化不良，恶心呕吐。

（5）十二指肠

【定位】在耳轮脚及部分耳轮与 AB 线之间的后 1/3 处，即耳甲 5 区。

【主治】肥胖，十二指肠球部溃疡，胆囊炎，胆石症，幽门痉挛，腹胀，腹泻，腹痛。

（6）小肠

【定位】在耳轮脚及部分耳轮与 AB 线之间的中 1/3 处，即耳甲 6 区。

【主治】肥胖，消化不良，腹痛，心动过速，心律不齐。

（7）大肠

【定位】在耳轮脚及部分耳轮与 AB 线之间的前 1/3 处，即耳甲 7 区。

【主治】肥胖，腹泻，便秘，痢疾，咳嗽，痤疮。

（8）阑尾

【定位】在小肠区与大肠区之间，即耳甲 6、7 区交界处。

【主治】肥胖，单纯性阑尾炎，腹泻，腹痛。

（9）艇角

【定位】在对耳轮下脚下方前部，即耳甲 8 区。

【主治】肥胖，前列腺炎，尿道炎。

（10）膀胱

【定位】在对耳轮下脚下方中部，即耳甲 9 区。

【主治】肥胖，膀胱炎，遗尿，尿潴留，腰痛，坐骨神经痛，后头痛。

（11）肾

【定位】在对耳轮下脚下方后部，即耳甲 10 区。

【主治】肥胖，腰痛，耳鸣，神经衰弱，水肿，哮喘，遗尿症，月经不调，遗精，阳痿，早泄，眼病，五更泻。

（12）输尿管

【定位】在肾区与膀胱区之间，即耳甲 9、10 区交界处。

【主治】肥胖，输尿管结石绞痛。

（13）胰胆

【定位】在耳甲艇的后上部，即耳甲 11 区。

【主治】肥胖，胆囊炎，胆石症，胆道蛔虫症，偏头痛，带状疱疹，中耳炎，耳鸣，听力减退，胰腺炎，口苦，胁痛。

（14）肝

【定位】在耳甲艇的后下部，即耳甲 12 区。

【主治】肥胖，胁痛，眩晕，经前期紧张症，月经不调，围绝经期综合征，高血压病，假性近视，单纯性青光眼，目赤肿痛。

（15）艇中

【定位】在小肠区与肾区之间，即耳甲 6、10 区交界处。

【主治】肥胖，腹痛，腹胀，腮腺炎。

（16）脾：在 BD 线下方，耳甲腔的后上部，即耳甲 13 区。

【主治】肥胖，腹胀，腹泻，便秘，食欲不振，功能性子宫出血，白带过多，内耳眩晕症，水肿，痿证，内脏下垂，失眠。

（17）心

【定位】在耳甲腔正中凹陷处，即耳甲 15 区。

【主治】肥胖，心动过速，心律不齐，心绞痛，无脉症，癔病，自汗，盗汗，口舌生疮，心悸怔忡，失眠，健忘。

（18）气管

【定位】在心区与外耳门之间，即耳甲 16 区。

【主治】肥胖，咳嗽，气喘，急慢性咽炎。

（19）肺

【定位】在心、气管区周围处，即耳甲 14 区。

【主治】肥胖，咳喘，胸闷，声音嘶哑，痤疮，皮肤瘙痒，荨麻疹，扁平疣，便秘，戒断综合征，自汗，盗汗，鼻炎。

（20）三焦

【定位】在外耳门后下方，肺与内分泌区之间，即耳甲 17 区。

【主治】肥胖，便秘，腹胀，水肿，耳鸣，耳聋，糖尿病。

（21）内分泌

【定位】在耳屏切迹内，耳甲腔的前下部，即耳甲 18 区。

【主治】肥胖，痛经，月经不调，更年期综合征，痤疮，间日疟，糖尿病。

8. 耳背穴位（图 3-4-20）

（1）耳背心

【定位】在耳背上部，即耳背
1区。

【主治】肥胖，心悸，失眠，
多梦。

（2）耳背肺

【定位】在耳背中内部，即耳背
2区。

【主治】肥胖，咳喘，皮肤瘙痒。

（3）耳背脾

【定位】在耳背中央部，即耳背
3区。

【主治】肥胖，胃痛，消化不良，
食欲不振，腹胀，腹泻。

（4）耳背肝

【定位】在耳背中外部，即耳背4区。

【主治】肥胖，胆囊炎，胆石症，胁痛。

（5）耳背肾

【定位】在耳背下部，即耳背5区。

【主治】肥胖，头痛，眩晕，神经衰弱。

（6）耳背沟

【定位】在对耳轮沟和对耳轮上、下脚沟处。

【主治】肥胖，高血压病，皮肤瘙痒。

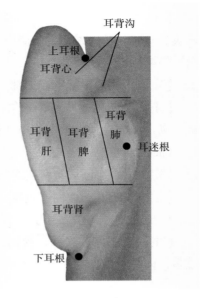

图 3-4-20　耳背穴位

二、耳针操作技术

（一）操作程序

1. 选穴

诊断明确后，根据耳穴的选穴原则，或在耳郭上所获得阳性反应点，确立处方。

2. 消毒

在针刺耳穴时，必须严格消毒，一是针具的消毒；二是医者手指消毒；三是耳穴皮肤的消毒。耳穴皮肤消毒先用 2% 碘酊消毒，再用 75% 乙醇消毒并脱碘，或用络合碘消毒。

（二）刺激方法

1. 毫针刺法

一般采用坐位，如年老体弱，病重或精神紧张者宜采用卧位。针具选用 28~30 号粗细的 0.5~1 寸长的毫针针刺耳穴。进针时，术者用左手拇食两指固定耳郭，中指托着针刺部的耳背，这样既可掌握针刺的深度，又可减轻针刺的疼痛。然后用右手拇食指持针，在所选耳穴或进针。进针方法可用速刺法。刺激的强度和手法应视患者的病情、体质和耐痛度等综合决定。针刺的深度也应根据患者耳郭局部的厚薄而灵活掌握，一般刺入皮肤 2~3 分即可。刺入耳穴后，如局部感应强烈，患者症状即刻有所减轻；若局部无针感，应调整毫针针尖方向。留针时间一般为 20~30 分钟，慢性病、疼痛性疾病留针时间可适当延长，儿童、老年人不宜多留。出针时左手托住耳背，右手起针，并用消毒干棉球压迫针孔，以免出血，再用碘酒涂擦一次。

2. 电针法

电针法是将毫针法与脉冲电流刺激相结合的一种方法。利用不同波形的脉冲电刺激以强化针刺耳穴的调节功能，达到增强疗效的目的。凡适宜耳针治疗的疾病均可应用，临床上常适用于治疗一些神经系统疾病、内脏痉挛、哮喘等。还应用于耳针麻醉。关于具体操作方法可参见电针一节。

3. 埋针法

是将皮内针埋于耳穴内治疗疾病的一种方法，此法适用于一些疼痛性疾病和慢性病，可起到持续刺激，巩固疗效或防止复发的功用。

使用时，消毒局部皮肤，左手固定耳郭，绷紧埋针处皮肤，右手用镊子夹住消毒的皮内针针柄，轻轻刺入所选穴位皮内，一般刺入针体的 2/3，再用胶布固定。一般仅埋患侧单耳，必要时可埋双耳。每日自行按压 3 次，留针 3~5 天。

如埋针处痛甚而影响睡眠时，应适当调整针尖方向或深浅度。埋针处不宜淋湿浸泡，夏季埋针时间不宜过长，以免感染。局部有胀痛不适需及时检查，如针眼处皮肤红肿有炎症时应立即出针，并采取相应措施。耳郭有炎症、冻疮则不宜埋针。

4. 压丸法

又称压籽法，是在耳穴表面贴敷小颗粒药物的一种简易刺激方法。本法可治疗常见病症，不仅能收到毫针、埋针法同样的疗效，而且安全无痛，副作用少、不易引起耳软骨膜炎，适用于老年、儿童及惧痛的患者。本法能起到持续刺激的作用，患者可以不定时地在贴敷处按压以加强刺激。对于一些老年性慢性支气管炎病、高血压、胆石症、小儿遗尿等慢性病更为适用。

压丸法所选材料可就地取材，如油菜籽、小米、莱菔子、王不留行籽等，以王不留行籽为常用。使用前用沸水烫洗后晒干，贮瓶中备用。应用时，将其贴于 0.5cm × 0.5cm 小方块胶布中央，然后贴敷于耳穴上，并给予适当按压，使耳郭有发热、胀痛感。一般每天患者可自行按压数次，3~5 天更换 1 次，复诊时可按病情酌情增减或更换穴位。（图 3-4-21）

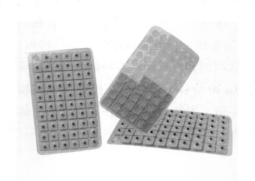

图 3-4-21　耳豆（王不留行籽）

使用中应防止胶布潮湿或污染，以免引起皮肤炎症。个别病人可能对胶布过敏，局部出现红色粟粒样丘疹并伴有痒感，可加用肾上腺穴或改用毫针法治疗。一般孕妇用本法时按压宜轻，但习惯性流产者须慎用。耳郭皮肤有炎性病变、冻疮等不宜采用。

5. 灸法

用温热作用刺激耳郭以治疗疾病的方法，有温经散寒、疏通经络的功效，多用于虚证、寒证、痹证等，灸的材料可用艾条、灯心草、线香等。

艾条灸可灸整个耳郭或较集中的部分耳穴。灯心草灸，即将灯心草的一端浸蘸香油后，用火柴点燃，对准耳穴迅速点灸，每次 1~2 穴，两耳交替，适用于痄腮、目赤肿痛、缠腰火丹等。若需对单个耳穴施灸时，可将卫生线香点燃后，对准选好的耳穴施灸，香火距皮肤约 1cm，以局部有温热感为度，每穴灸 3~5 分钟，适用于腰腿痛、落枕、肩凝症等。

施灸时注意不可引起烫伤，以免继发感染而造成耳软骨膜炎；如呈现小水泡时，可任其自然吸收；复灸时，应更换耳穴；精神紧张、严重心脏病患者、孕妇等均应慎用。

6. 刺血法

用三棱针在耳穴处刺血的一种治疗方法。凡属瘀血不散所致的疼痛，邪热炽盛所致的高热抽搐，肝阳上亢所致的头晕目眩、目赤肿痛等症，均可采用刺血法。本法具有祛瘀生新、清热泻火的作用，临床应用较多。

刺血前必须按摩耳郭使其充血，施术时必须严密消毒。隔日 1 次，急性病可 1 日 2 次。

四肢或躯干急性扭伤、急性结膜炎可在耳尖和病变相应处刺出血；高血压病可在耳背沟、耳尖处刺出血；小儿湿疹、神经性皮炎可在耳背寻找一充血最明显处刺出血。虚弱病人最好不用刺血法；孕妇、患出血性疾病或凝血功能障碍的患者忌用本法。

7. 水针法

即药物穴位注射法，是用微量药物注入耳穴，通过注射针对耳穴的刺激及注入药物的药理作用达到治疗疾病目的的方法。根据病情选用相应的注射药液，所用针具为 1ml 注射器和 26 号注射针头。将抽取的药液缓慢地注入耳穴的皮下，每次 1~3 穴，每穴注入 0.1~0.3ml，隔日 1 次，7~10 次为 1 疗程。

8. 磁疗法

是用磁场作用于耳穴治疗疾病的方法，具有镇痛、消炎、止痒、催眠、止喘和调整自主神经功能等作用，适用于各类痛证、哮喘、皮肤病、神经衰弱、高血压病等。如用直接贴敷法即把磁珠放置在胶布中央直接贴于耳穴上（类似压丸法），或用磁珠或磁片异名极在耳郭前后相对贴，可使磁力线集中穿透穴位，更好地发挥作用。间接贴敷法则是用纱布或薄层脱脂棉把磁珠（片）包起来，再固定在耳穴上，这样可减少磁珠（片）直接接触皮肤而产生的某些副作用。

9. 按摩法

是在耳郭不同部位用手进行按摩、提捏、点压、切掐以防治疾病的方法，常用的方法有自身耳郭按摩法和耳郭穴位按摩法。前者包括全耳按摩、手摩耳轮和提捏耳垂。全耳按摩，是用两手掌心依次按摩耳郭前后两侧至耳郭充血发热为止；手摩耳轮，是两手握空拳，以拇食两指沿着外耳轮上下来回按摩至耳轮充血发热为止；提捏耳垂，是用两手由轻到重提捏耳垂 3~5 分钟。以上方法可用于多种疾病的辅助治疗和养生保健。耳郭穴位按摩，术者用压力棒点压、按揉耳穴，也可用拇食指同时在耳郭前后相对掐切耳穴，适用于临床治疗。

三、耳针临床应用

（一）在诊断方面的应用

当人体内脏或躯体某些部位发生病变时，往往会在耳郭上相应区域出现各种反应，这种病理性反应可表现为变形、变色、脱屑、丘疹、压痛敏感、皮肤低电阻等。这些现象出现在耳穴，可作为辅助诊断的依据。医生利用这些现象，结合患者的症状和体征，可做出临床诊断。如头痛、头晕的患者常在耳郭的对耳屏 2 区、3 区出现压痛敏感；胃痛在耳轮脚及耳轮脚消失处等都有可能出现明显的压痛敏感点。又如不少胃溃疡患者，在耳郭的耳甲 4 区出现白色或暗灰色点片状反应，并与周围皮肤有别。

1. 望诊法　可用肉眼或放大镜在自然光线下，直接观察耳郭皮肤有无变色变形等征象。如脱屑、丘疹、硬结等。

2. 压痛法　用弹簧探棒或毫针针柄等在与疾病相应的部位由周围向中心，以均匀的压力仔细探查，当患者表现皱眉、眨眼、呼痛或躲闪等反应，可作为辅助诊断参考。

3. 皮肤电阻测定法　用耳穴探测仪测定皮肤电阻、电位、电容等变化。如电阻值降低，导电量增加，形成良导点者，可供参考。

4. 注意事项　其一，各区反应与全身的联系。"心主神明"，神经系统疾病和精病症在耳甲 15 区有反应；"肺主皮毛"，皮肤有病时可能在肺区出现糠皮样脱屑；脾胃为表里关系，胃及十二指肠溃疡、消化不良等病症，在耳甲 4、5、6 区出现反应的同时，耳甲 13 区也可能有反应。其二，与正常反应点的区别。健康人的耳郭上也会有不同的反应。其鉴别方法是一看二压。即先观察有无反应点，再在反应点上压一压，如系假阳性则压之不痛。此外，如耳郭上的色素沉着、疣痣、白色结节、小脓疱、冻疮疤痕等均宜注意鉴别。

（二）在治疗方面的应用

1. 选穴原则

（1）辨证取穴：根据中医的脏腑、经络学说辨证选用相关耳穴。

（2）对症取穴：根据现代医学的生理、病理知识，对症选用有关耳穴。

（3）相应部位取穴：根据临床诊断属于某病，选用相应的耳穴。

（4）经验取穴：临床实践发现有些耳穴具有治疗本部位以外疾病的作用，如外生殖器穴可以治疗腰腿痛。

2. 注意事项

（1）严格消毒，防止感染。因耳郭暴露在外，表面凹凸不平，结构特殊，针刺前必须严格消毒。湿疹、溃疡、冻伤和炎症部位禁针。针刺后如针孔发红、肿胀应及时涂 2% 碘酒，并服用消炎药，以防止化脓性耳软骨炎的发生。

（2）有习惯性流产史的孕妇应禁针。

（3）患有严重器质性病变和伴有高度贫血者不宜针刺，对年老体弱的高血压病患者不宜行强刺激法。

（4）耳针治疗时亦可发生晕针，应注意预防并及时处理。

（5）耳针美容不会立刻见效，其效果多在第 1~2 个疗程时出现，可治疗几个疗程，方能见效。

第五节　三棱针疗法

三棱针疗法是用三棱针刺破血络或腧穴，放出适量血液，或挤出少量液体，或挑断皮下纤维组织，以治疗疾病的方法。其中放出适量血液以治疗疾病的方法属刺络法或刺血法，又称放血疗法。三棱针刺法有点刺法、散刺法和挑刺法三种，多用于瘀血证、热证、实证和急症及疼痛等。

三棱针由古代九针之一的锋针发展而来。锋针，在古代主要是用于泻血排脓以治疗难治性病症的工具。《灵枢·九针论》说："锋针……主痈热出血"。《灵枢·九针十二原》又说："锋针者，刃三隅以发痼疾"。古人对刺血法非常重视。《素问·血气形志篇》说："凡治病必先去其血"。《灵枢·九针十二原》曰："宛陈则除之"。《灵枢·官针》更有"络刺""赞刺""豹文刺"等刺血法。

现代，三棱针疗法更加广泛地应用于临床。临床医家在"宁失其穴，毋失其络"的理论指导下，治疗效果明显提高，治疗范围不断扩大，机制研究逐步深入，使三棱针刺法越来越受到医学界的重视和临床应用。

一、针具

三棱针用不锈钢制成，全长6.5cm，针柄呈圆柱体，针身呈三棱锥体，三棱为刃，针尖锋利，常用规格有大号和小号两种（图3-5-1）。

三棱针新针具使用前应在细磨石上磨至锐利，称为"开口"。三棱针用久会变钝，也应磨至锐利，以减轻进针时病人的痛苦。

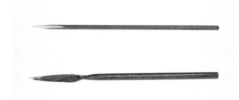

图3-5-1　三棱针

针具使用前应进行灭菌或消毒处理，可采用高温灭菌，或将针具用70%~75%乙醇浸泡30分钟消毒。

二、操作方法

（一）持针姿势

一般以右手持针，用拇、食两指捏住针柄中段，中指指腹紧靠针体，露出针尖2~3mm（图3-5-2）

（二）操作方法

三棱针的操作方法一般分为点刺法、散刺法和挑刺法三种。

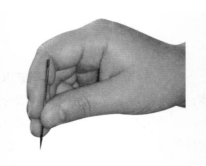

图3-5-2　持针姿势

1. 点刺法　此法是用三棱针点刺腧穴或血络以治疗疾病的方法。

（1）点刺穴位：即点刺腧穴出血或挤出少量液体的方法。

针刺前在点刺穴位的上下用手指向点刺处推按，使血液积聚于点刺部位，常规消毒后，左手拇、食指固定点刺部位，右手持针直刺2~3mm，快进快出，点刺后采用反复交替挤压和舒张针孔的方法，使出血数滴，或挤出液体少许，右手捏干棉球将血液或液体及时擦去。为了刺出一定量的血液或液体，点刺穴位的深度不宜太浅。此法多用于指趾末端、面部、耳部的穴位，如井穴、十宣、印堂、攒竹、耳尖、扁桃体、四缝等穴位。

（2）点刺血络：有浅刺和深刺两种。

浅刺：即点刺随病显现的浅表小静脉出血的方法。常规消毒后，右手持针垂直点刺，快进快出，动作要求稳、准、快。一次可出血5~10ml。此法多用于有小静脉随病显现的部位，如下肢后面、额部、颞部、耳背、足背等部位。

深刺：即点刺随病显现的较深、较大静脉放出一定量血液的方法。先用橡皮管结扎在针刺部位的上端（近心端），使相应的静脉进一步显现，局部消毒后，左手拇指按压在被刺部位的下端，右手持三棱针对准迂曲的静脉向心斜刺，迅速出针，针刺深度以针尖"中营"为度，让血液自然流出，松开橡皮管，待出血停止后，以无菌干棉球按压针孔，并以75%乙醇棉球清理创口周围的血液。本法出血量较大，一次治疗可出血几十甚至上百毫升，多用于肘窝、腘窝部的静脉。（图3-5-3）

2. 散刺法　此法是在病变局部及其周围进行连续点刺以治疗疾病的方法。局部消毒后，根据病变部位的大小，可连续垂直点刺10~20针以上，由病变外缘环行向中心点刺（图3-5-4），促使瘀热、水肿、脓液得以排除。

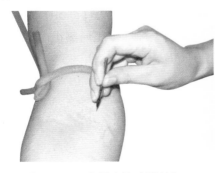

图3-5-3　点刺血络（深刺）

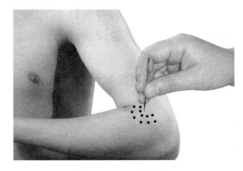

图3-5-4　散刺法

3. 挑刺法　此法是以三棱针挑断穴位皮下纤维组织以治疗疾病的方法。局部消毒后，左手捏起施术部位皮肤，右手持针先横刺进入皮肤，挑破皮肤0.2~0.3cm，再将针深入皮下，挑断皮下白色纤维组织，以挑尽为止，并可挤出一定量血液；或挤出少量液体，然后以胶布固定无菌敷料保护创口。对于一些畏惧疼痛者，可先用2%利多卡因局麻后再挑刺。挑刺的部位可以选用经穴，也可选用奇穴、阿是穴，以及随病而起的阳性反应点时，此时应注意与机体固有的痣、毛囊炎、色素斑等相鉴别。

三、临床应用

（一）适应范围

三棱针刺法具有行气活血、消肿止痛、泻热开窍等作用，临床主要用于气滞证、血瘀证、实热证等所表现的以肥胖、疼痛、发热、肿胀等症状为主要表现的疾病。采用三棱针刺法放出一定量的血液对疑难杂症有特殊的疗效。

（二）注意事项

1. 对于放血量较大患者，术前做好解释工作。
2. 由于创面较大，必须无菌操作，以防感染。
3. 操作手法要稳、准、快，一针见血。
4. 若穴位和血络不吻合，施术时宁失其穴，勿失其络。
5. 点刺穴位不宜太浅，深刺血络要深浅适宜，针尖以中营为度。
6. 为了提高疗效，应保证出血量，出针后可立即加用拔罐。
7. 点刺、散刺法可每日1次或隔日1次，挑刺、泻血法宜每5~7日1次。
8. 避开动脉，若误伤动脉出现血肿，以无菌干棉球按压局部止血。
9. 大病体弱、明显贫血、有自发性出血倾向者和孕妇慎用。
10. 重度下肢静脉曲张者禁用。

第六节　皮肤针疗法

皮肤针刺法是用皮肤针叩刺皮部以治疗疾病的方法。其操作方法是运用灵活的腕力垂直叩刺。皮肤针刺法是古代"毛刺"、"扬刺"、"半刺"等刺法的发展。皮部是全身皮肤按经脉分部。皮肤针刺法就是采用皮肤针叩刺皮部，通过孙脉、络脉和经脉以调整脏腑功能，通行气血，平衡阴阳。从而达到内病外治的目的。同时，也可治疗皮部病证。

一、针具

皮肤针外形似小锤。针柄有软柄和硬柄两种类型，软柄一般用牛角制成，富有弹性；硬柄一般用有机玻璃或硬塑制作。头部附有莲蓬状针盘，针盘上均匀地嵌着不锈钢短针。根据所嵌短针的数目，又分别称之为梅花针（5支短针）、七星针（7支短针）、罗汉针（18支短针）。因刺激轻微，适用于小儿，故又称之为小儿针。针尖不宜太锐或太钝，应呈松针形。全束针尖应平齐，避免出现歪斜、钩曲、锈蚀和缺损等现象。检查针具时，可用干棉球轻触针尖，若针尖有钩曲或缺损，则棉絮易被带动（图 3-6-1、2）。

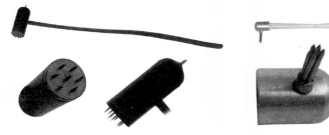 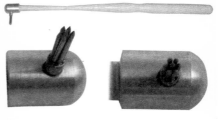

图 3-6-1　软柄皮肤针　　　　　　图 3-6-2　硬柄皮肤针

针具使用前应进行灭菌或消毒处理，可卸下所嵌的金属短针，以高温灭菌或用 70%~75% 乙醇浸泡 30 分钟消毒。因为高温或乙醇均可损坏针具的非金属部分。

二、操作方法

（一）持针姿势

软柄和硬柄皮肤针的持针姿势不同（图 3-6-3、4），分述如下。

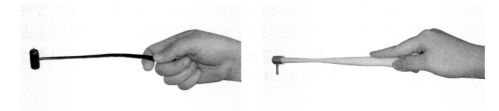

图 3-6-3　软柄皮肤针的持针姿势　　　图 3-6-4　硬柄皮肤针的持针姿势

1.软柄皮肤针　将针柄末端置于掌心，拇指居上，食指在下，余指呈握拳状固定针柄末端。

2.硬柄皮肤针　用拇指和中指挟持针柄两侧，食指置于针柄中段的上面，无名指和小指将针柄末端固定于大小鱼际之间。

（二）叩刺方法

皮肤常规消毒后，针尖对准叩刺部位，运用灵活的腕力垂直叩刺，即将针尖垂直叩击在皮肤上，并立刻弹起。如此反复进行。

叩刺时要运用灵活的腕力直刺、弹刺、速刺。不可斜刺、压刺、慢刺、拖刺，避免使用臂力。

（三）刺激强度

根据患者病情、体质、年龄和叩刺部位的不同，可分别采用弱刺激、中等刺激和强刺激。

1.弱刺激　用较轻的腕力叩刺，冲力小，针尖接触皮肤时间较短，局部皮肤略见潮红，患者无疼痛感觉。适用于年老体弱、小儿、初诊患者，以及头面五官肌肉浅薄处。

2.中等刺激　叩刺的腕力介于强、弱刺激之间，冲力中等，局部皮肤潮红，但无出血，患者稍觉疼痛。适用于多数患者，除头面五官等肌肉浅薄处，其他部位均可选用。

3.强刺激　用较重的腕力叩刺，冲力大，针尖接触皮肤时间稍长，局部皮肤可见出血，患者有明显疼痛感觉。适用于年壮体强，以及肩、背、腰、臀、四肢等肌肉丰厚处。

（四）叩刺部位

可通过以下 3 种方式选择叩刺部位。

1. 循经叩刺 指沿着与疾病有关的经脉循行路线叩刺。主要用于项、背、腰、骶部的督脉和膀胱经，其次是四肢肘、膝以下的三阴、三阳经。可治疗相应脏腑经络病变。

2. 穴位叩刺 指选取与疾病相关的穴位叩刺。主要用于背俞穴、夹脊穴、某些特定穴和阳性反应点。

3. 局部叩刺 指在病变局部叩刺。如治疗头面五官疾病、关节疾病、局部扭伤、顽癣等疾病可叩刺病变局部。

三、临床应用

（一）适应范围

皮肤针刺法主要用于如下病症：

肥胖、头痛、失眠、口眼㖞斜、颈椎病、荨麻疹、斑秃、肌肤麻木、痛经等。

（二）注意事项

1. 施术前应检查针具，对于针尖有钩曲、缺损、参差不齐，针柄有松动的针具，须及时修理或更换，方可使用。

2. 操作时运用灵活的腕力垂直叩刺，并立即弹起。避免斜刺、拖刺、压刺。

3. 针具及针刺局部皮肤必须消毒。叩刺后皮肤如有出血，须用消毒干棉球擦拭干净，保持清洁，以防感染。

4. 局部皮肤有创伤、溃疡、疤痕等不宜使用本法。

5. 皮肤针刺法多配合拔火罐，应在治疗前做好准备。

第七节　皮内针疗法

皮内针刺法是以皮内针刺入并固定于腧穴部位的皮内或皮下进行较长时间刺激以治疗疾病的方法。取法于《素问·离合真邪论》"静以久留"的刺法，适用于需要持续留针的慢性疾病以及经常发作的疼痛性疾病。

一、针具

皮内针是用不锈钢制成的小针，有图钉型和麦粒型两种。

（一）图钉型

针身长 2~2.5mm，针身粗 30~32号（直径 0.32~0.28mm），针柄呈圆形，其直径 4mm，针身与针柄垂直。临床以针身长度为 2mm 和针身粗细为 32 号（直径 0.28 mm）者最常用。图钉型也称揿钉型（图 3-7-1）。

（二）麦粒型

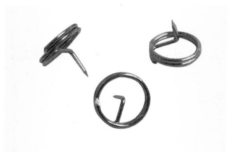

图 3-7-1　图钉型皮内针

针身长 5mm，针身粗 32 号（直径 0.28 mm），针柄呈圆形，其直径 3mm，针身与针柄在同一平面。麦粒型也称颗粒型（图 3-7-2）。

针刺前针具灭菌，或以 75% 乙醇浸泡 30 分钟消毒。

二、操作方法

局部皮肤常规消毒后，图钉型和麦粒型皮内针的针刺方法有所差异。

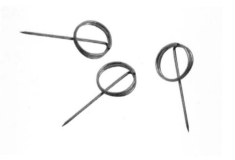

图 3-7-2　麦粒型皮内针

（一）图钉型皮内针法

以镊子或持针钳夹住针柄，将针尖对准选定的穴位垂直刺入，然后以 10×10mm 胶布将针柄固定于皮肤。此外，也可将针柄放在预先剪好的如前大小的胶布上粘住，用镊子捏起胶布的一角，针尖对准穴位直刺并按压固定。此法常用于耳穴和面部穴位。（图 3-7-3）。

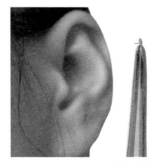

图 3-7-3　图钉型皮内针法

（二）麦粒型皮内针法

左手拇、食指将穴位的皮肤向两侧撑开绷紧，右手用镊子夹住针柄，针尖对准穴位将针体平刺入穴位的真皮。针刺方向，一般与穴位所在的经脉呈十字交叉。针刺入后，在针柄和相应的皮肤之间，粘贴一块小胶布，然后再用一块较大的胶布覆盖在针柄上。这样就可以保护针身固定于真皮内，防止因运动等影响而致针具移动或脱落。此法适用于多数穴位。（图 3-7-4）。

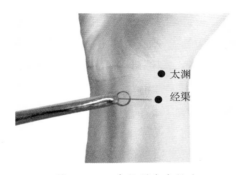

太渊
经渠

图 3-7-4　麦粒型皮内针法

皮肤针埋藏的时间，一般 1~2 天，多者 6~7 天，暑热天不宜超过 2 天，平时注意检查，以防感染。埋针期间，可每天按压数次，以增加刺激量。

三、临床应用

（一）适应范围

皮内针刺法适用于一些慢性疾病以及经常发作的疼痛性疾病。如肥胖、高血压病、偏头痛、神经衰弱、三叉神经痛、面肌痉挛、月经不调、痛经等病证。

（二）注意事项

1. 埋针宜选用较宜固定和不妨碍肢体运动的穴位。

2. 埋针后，若患者感觉局部刺痛，应将针取出重埋或改用其他穴位。

3. 埋针期间，针处不要着水，以免感染。

4. 热天出汗较多，埋针时间不宜过长。

5. 若发现埋针局部感染，应将针取出，并对症处理。

6. 溃疡、炎症、不明原因的肿块，禁忌埋针。

第八节　火针疗法

　　火针刺法是将特制的金属针烧红，迅速刺入一定部位，并快速退出以治疗疾病的方法。火针古称"燔针"，火针刺法称为"焠刺"。《灵枢·官针》曰："焠刺者，刺燔针则取痹也"。张仲景在《伤寒论》中论述了火针的适应证和不宜用火针治疗的病候。唐代孙思邈《千金翼方》有"外疖痈疽，针惟令极热"的记载。明代高武在《针灸聚英》中总结了明以前用火针治疗疾病的经验，他不仅详细论述了火针刺法的针具选材、制作、加热方法、刺法、注意事项及其适应证、禁忌证，而且阐述了火针刺法的功效机制等内容。其中"烧针至通红，用方有功，若不红，反损于人，不能去病"仍有重要的指导意义。

　　本法具有温经散寒、通经活络、祛腐生新作用，临床常用于治疗风寒湿痹、痈疽、瘰疬、痣疣等疾病。

一、针具

　　可用作火针刺法的针具多选用能耐高温的钨合金材料制作，针柄以耐热的非金属材料制成。针体较粗，针头较钝。常用的有单头火针、三头火针（图3-8-1）。单头火针又有粗细不同，可分为细火针（针头

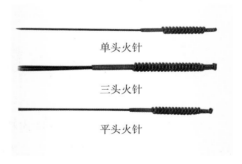

单头火针

三头火针

平头火针

图 3-8-1　火针

直径约0.5mm）和粗火针（针头直径约1.2mm）。作为针具，以高温下针体硬度高、针柄不宜导热为优。

二、操作方法

（一）选穴与消毒

1. 选穴　与毫针刺法基本相同，但选穴宜少，多以局部穴位为主。
2. 消毒　针刺前穴位局部皮肤应严格消毒，可先用碘酒消毒，再以乙醇脱碘。

（二）烧针与针刺

1. 烧针　是使用火针的关键步骤。《针灸大成·火针》明确指出："灯上烧，令通红，用方有功。若不红，不能去病，反损于人"。因此，在使用火针前必须将针烧红，可先烧针身，后烧针尖（图3-8-2）。火针烧灼的程度有3种，根据治疗需要，可将针烧至白亮、通红，或微红。若针刺较深，需烧至白亮，否则不宜刺入，也不宜拔出，而且剧痛；若针刺较浅，可烧至通红；若针刺表浅，烧至微红便可。

2. 针刺　可用左手拿点燃的乙醇灯，右手持针，尽量靠近施治部位，烧针后对准穴位垂直点刺，快进速退，用无菌棉球按压针孔，以减少疼痛并防止出血。

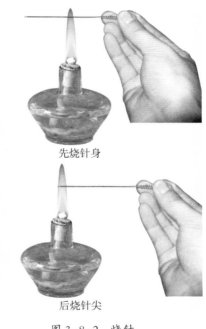

先烧针身

后烧针尖

图3-8-2　烧针

（三）针刺的深度

应根据病情、体质、年龄和针刺部位的肌肉厚薄、血管深浅、神经分布而定。《针灸大成·火针》说："切忌太深，恐伤经络，太浅不能去病，惟消息取中耳"。一般而言，四肢、腰腹部针刺稍深，可刺 2~5 分深，胸背部针刺宜浅，可刺 1~2 分深，至于痣疣的针刺深度以其基底的深度为宜。

三、临床应用

（一）适应范围

火针刺法主要用于顽固失眠、腱鞘囊肿、腋臭、象皮腿、痞积和某些皮肤病，如疣、痣、癣、溃疡等。

（二）注意事项

1. 除治疗痣、疣外，面部禁用火针。
2. 有大血管、神经干的部位禁用火针。
3. 血友病和有出血倾向的患者禁用火针。
4. 针刺后局部呈现红晕或红肿，应避免洗浴；局部发痒，不宜搔抓，以防感染。
5. 对初次接受火针治疗的患者，应做好解释工作，消除恐惧心理，以防晕针。

第九节　电针疗法

电针法是用电针仪输出脉冲电流，通过毫针等作用于人体经络腧穴，以治疗疾病的一种方法。电针法是毫针与电生理效应的结合，可以提高治疗效果，减轻手法捻针的工作量，已经成为临床普遍使用的治疗方法。

目前，电针仪的种类繁多，不仅有各种能够治疗临床各科疾病的电针仪，如 G6805 型电针治疗仪、WQ1002 韩氏多功能电针治疗仪，还有各种专病治疗仪。此外，在电针仪器的应用和发展过程中，衍生出用电极刺激腧穴的治疗仪，这类治疗仪的输出电压比较高，它以电极直接接触人体皮肤，代替毫针刺激，产生得气样的感觉，可用于肥胖、高血压病、哮喘、近视眼等疾病的治疗，属于电极治疗仪范畴。

一、电针仪

目前我国普遍使用的电针仪都是属于脉冲发生器的类型，以 G6805 型为例，其基本结构由电源电路、方波发生器电路、控制电路、脉冲主振电路和输出电路五部分组成。

电针仪种类很多（图 3-9-1），本节介绍两种比较通用的电针治疗仪。

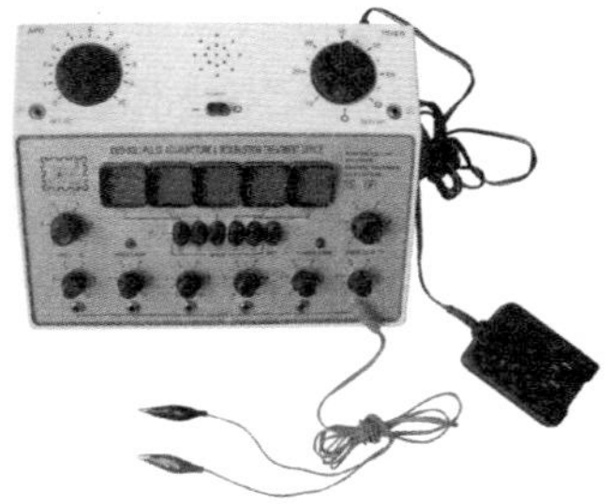

图 3-9-1　电针仪

（一）G6805 型电针治疗仪

G6805-Ⅱ型治疗仪是在 G6805-Ⅰ型的基础上，根据临床需要而设计的电针治疗仪，该仪器采用电子集成电路，具有体积小，易于操作，便于携带等优点。其性能比较稳定，可使用交直流两用电源，能够输出连续波、疏密波、断续波。连续波频率为 1~100Hz 可调；疏密波其疏波为 4Hz，密波为 20Hz；断续波为 1~100Hz 可调。正脉冲幅度（峰值）为 50V，负脉冲幅度（峰值）为 35V。正脉冲波宽为 500μs，负脉冲波宽为 250μs。

（二）WQ1002 韩氏多功能电针治疗仪，

WQ1002 韩氏多功能电针治疗仪采用电子集成电路，结构小巧，功能多样。本机性能比较稳定，内装直流 9v 电池或外接电源，可以输出多种波型的脉冲电，其输出为双路，四电极。调制方式是连续波 2~100 Hz 可调。簇形每移发出 2 串脉冲，脉冲频率 15~100 Hz 可调。疏密波，是疏波（2 Hz）和密波（15~100 Hz）脉冲串交替出现，每种波型持续 2.5 秒。频率范围 2~100Hz，脉冲幅度负载为 250Ω 时，峰值电流 0~60V（电针疗法用），脉冲宽度 300μs。

二、操作方法

（一）使用方法

现以 G6805-Ⅱ型电针治疗仪为例，介绍仪器的使用方法。

本仪器在未使用前，应该首先检查一下各部位旋钮是否都处于关闭状态（逆时针方向旋到底），然后将电源插头插入 220V 交流电插座内。该仪器有 5 个并排旋钮，每只旋钮调节强度是与相应输出插孔相对应，治疗时，每路输出可以根据临床需要和患者耐受性任意调节。

治疗时，将输出导线夹夹于毫针上，通常电针治疗大都选择 2 个穴位为一对，形成电流回路。如遇只需单穴电针时，可选取有主要神经干通过的穴位（如下肢的环跳穴），将针刺入后，接通电针仪的一个电极；另一个电极则用盐水浸湿的纱布裹上，作无关电极，固定在同侧经络的皮肤上。一般将同一对输出电极连接在身体的同侧，在胸、背部的穴位上使用电针时，更不可将 2 个电极跨接在身体两侧，避免电流回路经过心脏。通电时应注意逐渐加大电流强度，以免给患者造成突然的刺激。

在调节好波形及强度后，轻轻按上定时键，一般持续通电 15~20 分钟，在治疗过程中，使患者出现酸、胀、热等感觉，或局部肌肉做节律性收缩。如做较长时间的电针治疗，患者会逐渐产生电适应性，即感到刺激渐渐变弱，此时可适当增加刺激强度，或采用间歇通电的方法。

各种不同疾病的疗程不尽相同，一般 5~10 天为一疗程，每日或隔日治疗 1 次，急症患者每天电针 2 次。2 个疗程中间可以间隔 3~5 天。治疗完毕，将各个旋钮重新转至零位。

（二）刺激参数

电针仪输出的是脉冲电，所谓脉冲电是指在极短时间内出现的电压或电流的突然变化，即电量的突然变化构成了电的脉冲。交流电脉冲，一般电针仪器输出的基本波形称之为双向尖脉冲。

电针刺激参数包括波形、波幅、波宽、频率和持续时间等，集中体现为刺激量问题。电针的刺激量如同针刺手法和药物剂量一样，对临床治疗具有指导意义。

1. 波形

常见的脉冲波形（图 3-9-2）有方形波、尖峰波、三角波和锯齿波，也有正向是方形波，负向是尖峰波的。单个脉冲波可以不同方式组合而形成连续波、疏密波、断续波和锯齿波（图 3-9-3）等。

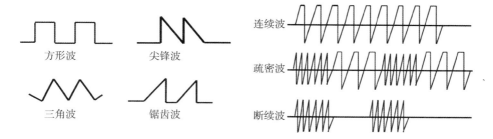

图 3-9-2　脉冲波形　　　　图 3-9-3　连续波、疏密波、断续波

（1）密波：一般频率高于 30Hz 的连续波称为密波。密波能降低神经应激功能，常用于止痛、镇静、缓解肌肉和血管痉挛，也用于针刺麻醉等。

（2）疏波：一般频率低于 30Hz 的连续波称为疏波。疏波刺激作用较强，能引起肌肉收缩，提高肌肉韧带张力。常用于治疗痿证，各种肌肉、关节及韧带的损伤。

（3）疏密波：是疏波和密波交替出现的一种波形，疏密交替持续的时间各约 1.5 秒。该波能克服单一波形产生电适应的特点，并能促进代谢、血液循环，改善组织营养，消除炎症水肿等。常用于外伤、关节炎、痛症、面瘫、肌肉无力等。

（4）断续波：是有节律地时断时续自动出现的组合波。断时在 1.5 秒时间内无脉冲电输出；续时，密波连续工作 1.56 秒。这种波形机体不易产生电适应性，其刺激作用较强，能提高肌肉组织的兴奋性，对横纹肌有良好的刺激收缩作用。常用于治疗痿证、瘫痪。

（5）锯齿波：是脉冲波幅按锯齿状自动改变的起伏波。每分钟 16~20 次，或 20~25 次，其频率接近人体呼吸频率，故可用于刺激膈神经，作人工电动呼吸，配合抢救呼吸衰竭。

2. 波幅

波幅一般指脉冲电压或电流的最大值与最小值之差，也指它们从一种状态变化到另一种状态的跳变幅度值。电针的刺激强度主要取决于波幅的高低，波幅的计量单位是伏特（V），如电压从 0~30V 间进行反复的突然跳变，则脉冲的幅度为 30V，治疗时通常不超过 20V。若以电流表示，一般不超过 2mA，多在 1mA 以下。也有以电压和电流乘积表示的。

3. 波宽

波宽即指脉冲的持续时间，脉冲宽度也与刺激强度有关，宽度越大则意味着给患者的刺激量越大。电针仪一般采用适合人体的输出脉冲宽度约为 0.4ms 左右。

4. 频率

频率是指每秒钟内出现的脉冲个数，其单位为赫兹（Hz）。脉冲的频率不同，其治疗作用也不同，临床使用时应根据不同病情适当选择。

关于电针刺激参数与疗效的关系方面，从刺激强度来说，主要取决于波幅的大小，刺激强度要因人而异，一般以中等强度、患者能耐受为宜，过强或过弱的刺激都会影响疗效。从频率来说，一般认为变量刺激为最好。

三、注意事项

1. 电针仪使用前必须检查其性能是否良好，输出值是否正常。

2. 调节输出量应缓慢，开机时输出强度应逐渐从小到大，切勿突然增大，以免发生意外。

3. 靠近延脑、脊髓等部位使用电针时，电流量宜小，不可过强刺激，孕妇慎用电针。

4. 作为温针使用过的毫针，针柄表面往往氧化而不导电，应用时须将输出线夹在毫针的针体上或使用新的毫针。

5. 年老、体弱、醉酒、饥饿、过饱、过劳等，不宜使用电针。

第十节　刮痧疗法

刮痧疗法是用边缘光滑的嫩竹板、瓷器片、小汤匙、铜钱、硬币、玻璃，或头发、苎麻等工具，蘸食油或清水在体表部位进行由上而下、由内向外反复刮动，用以治疗有关的疾病。

本疗法是临床常用的一种简易治疗方法，流传甚久。多用于治疗夏秋季时病，如中暑、外感、肠胃道疾病。有学者认为刮痧是推拿手法变化而来。《保赤推拿法》载："刮者，医指挨儿皮肤，略加力而下也。"元、明时期，有较多的刮痧疗法记载，并称为"夏法"。及至清代，有关刮痧的描述更为详细。郭志邃《痧胀玉衡》曰："刮痧法，背脊颈骨上下，又胸前胁肋两背肩臂痧，用铜钱蘸香油刮之。"吴尚先《理瀹骈文》载有如"阳痧腹痛，莫妙以瓷调羹蘸香油刮背，盖五脏之系，咸在于背，刮之则邪气随降，病自松解。"《串雅外编》《七十二种痧证救治法》等医籍中也有记载。由于本疗法无需药物，见效快，故现仍在民间广泛应用，我国南方地区更为流行。

一、工具选择

1. 苎麻　这是较早使用的工具，选取已经成熟的苎麻，去皮和枝叶晒干，用根部较粗的纤维，捏成一团，在冷水里蘸湿即可使用。

2. 头发　取长头发，揉成一团，蘸香油，作工具使用。

3. 小蚌壳　取边缘光滑的蚌壳，多为渔民习用。

4. 铜钱　取边缘较厚而又没有缺损的铜钱。

5. 牛角药匙　即通常用于挑取药粉的牛角及其他材料制成的药匙，如牛角刮痧板、水牛角刮痧板

另外，还可选择瓷碗、瓷酒盅、瓷汤匙、嫩竹片、玻璃棍等，选取边缘光滑而没有破损的即可，为现代所习用的工具。刮痧前，海英还应准备小碗或酒盅一只，盛少许植物油或清水。

二、刮治部位

1. 背部　病人取侧卧或俯卧位，或伏坐于椅背上。先从第7颈椎起，沿着督脉由上而下刮至第5腰椎，然后从第1胸椎旁开沿肋间向外侧斜刮。此为最主要和常用的刮痧部位。

2. 头部　取眉心、太阳穴。

3. 颈部　项部两侧，胸锁乳突肌，或喉头两侧。

4. 胸部　取第2、3、4肋间，从胸骨向外侧刮。乳房禁刮。

5. 四肢　臂弯（在肘的屈侧面）、膝弯（腘窝）等处。

三、操作方法

1. 先暴露患者的刮治部位，用干净毛巾蘸肥皂，将刮治部位洗擦干净。

2. 施术者用右手拿取操作工具，蘸植物油或清水后，在确定的体表部位，轻轻向下顺刮或从内向外反复刮动，逐渐加重，刮时要沿同一方向刮，力量要均匀，采用腕力，一般刮 10~20 次，以出现紫红色斑点或斑块为度。

3. 一般要求先刮颈项部，再刮脊椎两侧部，然后再刮胸部及四肢部位。刮四肢部位时，从大腿开始，向下刮，每次只能刮一个方向，不能像搓澡一样来回的刮，静脉曲张者则需由下往上刮。

4. 刮痧一般约 20 分钟左右，或以病人能耐受为度。

四、临床应用

（一）适应范围

本疗法临床应用范围较广。以往主要用于痧症，现扩展用于呼吸系统和消化系统等疾病。

1. 痧症　多发于夏秋两季，微热形寒，头昏、恶心、呕吐，胸腹或胀或痛，甚则上吐下泻，多起病突然。取背部脊柱两侧自上而下刮治，如见神昏可加用眉心、太阳穴。

2. 中暑　取脊柱两旁自上而下轻轻顺刮，逐渐加重。

3. 伤暑表证　取患者颈部痧筋（颈项双侧）刮治。

4. 伤暑里证　取背部刮治，并配用胸部、颈部等处刮治。

5. 湿温初起　见感冒、厌食、倦怠、低热等证。取背部自上而下顺刮，并配用苎麻蘸油在腘窝、后颈、肘窝部擦刮。

6. 感冒：取生姜、葱白各 10 克，切碎和匀布包，蘸热酒先刮擦前额、太阳穴，然后刮背部脊拄两侧，也可配刮肘窝、腘窝。如有呕恶者加刮胸部。

7. 发热咳嗽　取颈部向下至第四腰椎处顺刮，同时刮治肘部、曲池穴。如咳嗽明显，再刮治胸部。

8. 风热喉痛　取第 7 颈椎至第 7 胸椎两旁（蘸盐水）刮治，并配用拧提胸锁乳突肌约 50 次。

9. 呕吐　取脊柱两旁自上而下至腰部顺刮。

（二）禁忌证

凡危重病症，如急性传染病、重症心脏病、高血压、中风等，应即送医院治疗，禁用本疗法；有出血性疾病，如血小板减小症者，任何部位都不能刮痧；神经衰弱者，最好选择在白天进行头部刮痧。

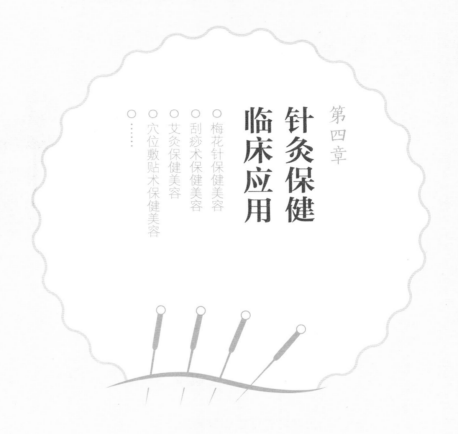

第四章

针灸保健
临床应用

○ 梅花针保健美容
○ 刮痧术保健美容
○ 艾灸保健美容
○ 穴位敷贴术保健美容
○ ......

第一节　梅花针保健美容

一、健脾养心

取穴：膀胱经背部（心俞、心包俞、脾俞）、腰骶部或大椎、百会、神门、足三里。

操作：用梅花针中等强度刺激，以皮肤微微发红为度。

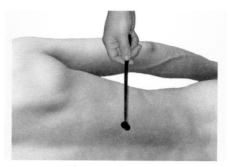

图 4-1-1　保健美容梅花针

适应证：生活紧张、压力大，用脑过度，作息无规律所引起的一系列亚健康状态：头晕、头痛、失眠多梦，健忘，食欲不振，大便不调，面色憔悴。每周 2 次；如果用于健身防病，可以每周 1 次。

二、增肥丰形

取穴：胸椎 10~12 夹脊、上腹部、脾俞、胃俞、中脘、气海、关元、足三里。

操作：用梅花针轻度或中等刺激。

适应证：脾胃素虚，纳食少，吸收功能差，气血不足，形体瘦弱，抵抗力低下。每周 2 次。可以配合艾灸。

三、除皱纹

1.脾胃虚弱　面部皱纹明显，早衰憔悴，往往有慢性消化道疾病或素体脾胃虚弱：脘腹疼痛或胀满，大便稀薄，胃纳不佳，面色口唇不华等。

取穴：选颈椎 1~4 两侧、胸椎 1~4 两侧夹脊穴、大椎、脾俞、肾俞、合谷、内关、三阴交、太白、皱纹局部。

操作：用梅花针轻度或中等刺激。

2.肺气虚弱　皮肤干燥，细小皱纹明显，面色㿠白，抵抗力低下，经常感冒，畏寒怕冷等。

取穴：选颈椎 1~4 两侧、胸椎 1~4 两侧夹脊穴、太渊、合谷、肺俞、脾俞、肾俞、三阴交、皱纹局部。

操作：用梅花针轻度或中等刺激。

3.肾虚精亏　早衰，脱发，面部皱纹明显，腰膝酸软，头晕耳鸣眼花。

取穴：选腰椎 1~2 两侧夹脊穴、腰骶部、肾俞、脾俞、三阴交、太溪。

操作：用梅花针轻度或中等刺激。对于皱纹刺激可以按皱纹形状，沿皱纹沟进行叩打，边叩打边做局部按摩。每周 1 次。

第二节　刮痧术保健美容

一、毛发保养

取穴：①刮拭太阳穴（从前向后）、百会穴（从前向后）、督脉（神庭—大椎）、膀胱经（曲差—天柱）、胆经（本神—风池）。②刮拭肾俞、肝俞、血海、足三里。

操作：头部刮痧不必用刮痧油，用刮板角部。每个部位每次刮拭 30 次左右，每次刮至头皮微微发热为度。每周 1~2 次即可。

适应证：正常毛发保养；毛发干枯焦黄；毛发脱落。

二、皮肤美容

取穴：①刮拭大椎、合谷、足三里。②刮拭印堂、太阳、颧髎、大迎。③刮拭阳白（双）。④刮拭神庭—素髎。⑤沿胃经刮拭：承泣—地仓—颊车—下关—头维。每次每个部位刮拭 10 次左右。每周 1 次即可。

操作：面部刮痧之前，应彻底清洁面部。不用或稍用按摩油、刮痧油作润滑剂。面部刮痧不可明显出痧，手法要轻柔，每次以面部发热或有轻微发红即可。

适应证：皮肤保养。干性、敏感性皮肤手法应更为轻柔。

三、缓解疲劳

取穴：①头颈部：颈百劳、大椎、风池。②背部膀胱经：肺俞、脾俞、胃俞、肾俞。③腹部任脉：气海、关元。④下肢：足三里、三阴交。

操作：每次每穴刮拭 10 次左右。用压力小、速度慢、手法轻的补法。

适应证：工作劳累，身心疲惫，面容憔悴，免疫能力下降，神经衰弱，失眠纳差，大便不调，情绪低落，工作、学习能力下降。

第三节　艾灸保健美容

艾灸具有温阳、强壮、活血、健脾、固表的保健作用。(图 4-3-1)

一、毛发保养

取穴：百会、四神聪、肾俞、大椎。

操作：保健灸每次 5~10 分钟。春夏季时间可稍短，秋冬季时间可稍长。可以用艾条、艾炷。

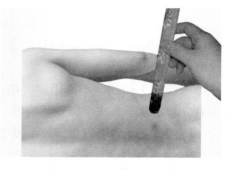

图 4-3-1　艾灸保健美容

二、皮肤保养

取穴：肺俞、合谷、足三里。

操作：保健灸每次 5~10 分钟。春夏季时间可稍短，秋冬季时间可稍长。可以用艾条、艾炷。

三、形体保养

取穴：中脘、神阙、脾俞、胃俞。

操作：保健灸每次 5~10 分钟。春夏季时间可稍短，秋冬季时间可稍长。可以用艾条、艾炷。

四、消除疲劳

取穴：神阙、气海、关元、涌泉。

操作：保健灸每次 5~10 分钟。春夏季时间可稍短，秋冬季时间可稍长。可以用艾条、艾炷。

第四节　穴位敷贴术保健美容

一、毛发保养

取穴：七宝美髯丹，捣碎，用麻油调成膏状，贴于神阙、肾俞、涌泉。每周 1 次，睡前贴，起床后清洗掉。

操作：每次穴位敷贴前，应该先充分热水沐浴，令皮肤微微发红，穴位处酒精消毒后，可用姜片轻轻擦拭穴位，然后放入调制好的药物，用胶布固定。

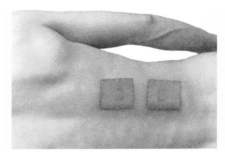

图 4-4-1　穴位敷贴术保健美容

二、皮肤保养

取穴：玉屏风散（黄芪 20 克、白术 15 克、防风 10 克）合防风通圣丸，制作方法同上。贴于肺俞、大肠俞、脾俞、胃俞。每周 1 次，睡前敷贴，晨起清洗。

操作：每次穴位敷贴前，应该先充分热水沐浴，令皮肤微微发红，穴位处酒精消毒后，可用姜片轻轻擦拭穴位，然后放人调制好的药物，用胶布固定。适当多饮水，增加小便排泄。

三、消除疲劳

取穴：知柏地黄丸合补中益气丸，捣碎调膏。贴于神阙、涌泉、脾俞、肾俞。疲劳期间 2 天 1 次，睡前敷贴，晨起清洗。

操作：每次穴位敷贴前，应该先充分热水沐浴，令皮肤微微发红，穴位处酒精消毒后，可用姜片轻轻擦拭穴位，然后放人调制好的药物，用胶布固定。

第五节　拔罐保健美容

一、乌发固齿，延年抗衰

取穴：肾俞、涌泉。

操作：先将肾俞、涌泉穴常规消毒，然后三棱针点刺，拔罐，留罐 10~20 分钟，令皮肤稍微出血。每月 1 次即可。

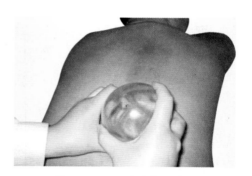

图 4-5-1　保健美容拔罐术

二、美体美肤，活血排毒

取穴：足三里、上巨虚、太冲、丰隆、合谷。

操作：先用三棱针点刺足三里、上巨虚、太冲。然后走罐：足三里—丰隆；拔罐：合谷、太冲。均用最小号的火罐，每次令皮肤少量出血、出现红色瘀斑为度。每月 1 次。

三、强身健体，消除疲劳

取穴：膀胱经。走罐：膀胱经的大杼—膀胱俞；拔罐：气海、关元。

操作：来回走罐多次，直至皮肤上出现明显瘀血为止。每月 1 次。每月 1 次。

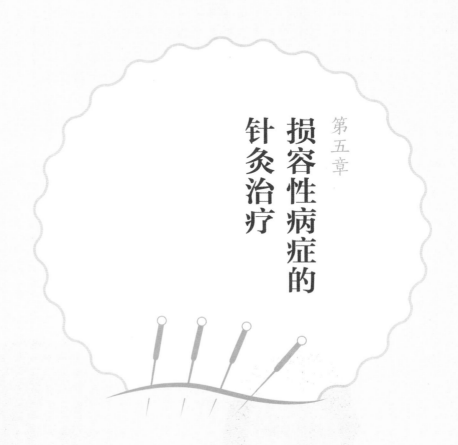

第五章

损容性病症的
针灸治疗

一、眼袋的针灸治疗

眼袋多发生在下眼睑，眼睑局部隆起如袋状。原因多由于眼睑皮肤松弛，或眼轮匝肌过于肥厚，以及眶隔内脂肪球堆集，致使眼睑下垂，局部隆起如袋状。眼袋多发生于中老年人，男女均可发生。少数人是由于先天性的家族因素而存在，与遗传有关。采用针灸疗法治疗本病，具有一定效果。

【诊断关键】

本病多见于中老年人，眼睑皮肤松弛下垂，局部隆起如袋状，多发在下眼睑。

【辨证施刺】

1. 电针疗法

取穴：眼袋局部、太阳、四白透眼内、外眦、足三里（图 5-1-1~3）。

操作：将电针仪的两个接触电极板分别放于眼袋局部（避免两个电极板接触），打开电源，选择低频 30~50 次 / 秒，疏密波或连续波，以眼袋局部肌肉明显收缩跳动，且病人能够耐受为度。每次刺激 20~30 分钟，每日 1 次，见效后改为隔日 1 次。

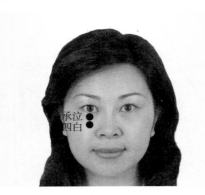

图 5-1-1　四白、承泣

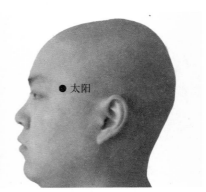

图 5-1-2　太阳

2. 激光针疗法

取穴：眼袋局部、足三里。

操作：患者坐位，双眼闭合，用低功率氦－氖激光，功率 0.6~3mW，距离 0.2~0.5cm，光斑 0.1~0.2cm^2，光束垂直照射。每次 10~15 分钟，每天 1~2 次，10 次为 1 疗程，1 个疗程后，酌情改为隔日 1 次。

3. 穴位贴敷疗法

取穴：承泣、四白、外眦、眼袋局部（图 5-1-1）。

操作：（1）将紫荆皮、白芷、大黄、姜黄、南星、大柏皮、赤小豆、寒水石各等份。共研细末，用生地黄汁调成膏。外敷穴位。可祛瘀通络、除湿消肿。每晚贴上，次日晨起去掉，20 次为 1 疗程。

（2）将黑豆研细末，以生地黄汁或茶水调成糊，外敷眼袋局部，再用艾条悬灸 10~20 分钟，以局部红晕为度，每日 1 次，10 次为 1 疗程。

【预后及防治】

1. 自行用手按摩眼袋，每次 5~10 分钟，手法可稍强，以局部发热为宜，每日数次。

2. 自行用热毛巾热敷眼袋，每次 5~10 分钟，以局部发热为宜，每日数次。

3. 保持足够的营养和充足的睡眠。

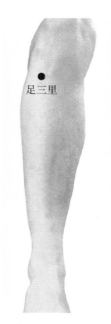

图 5-1-3　足三里

二、面默的针灸治疗

面默是发生于面部的青灰到深灰色的色素沉着病。本病可发生于任何年龄，不分性别，但以 30~50 岁的妇女较多见。初起时患处出现斑状充血，可伴轻度瘙痒，时轻时重。继之，在红斑基础上出现斑状或网状青灰色色素沉着，为成片的淡褐色至淡黑色斑。其主要分布于前额、颞部、颊部及耳后。患者可伴有全身症状，如：头晕乏力、食欲不振等。

【诊断关键】

1. 发于前额、颞部、颊部及耳后。

2. 初起患处见斑状充血，可伴轻度瘙痒。继之在红斑基础上出现斑状或网状青灰色色素沉着，为成片的淡褐色至淡黑色斑，皮肤粗糙，有角化鳞屑物。一般无特殊不适。

3. 本病可发生于任何年龄，不分性别，以 30~50 岁女性多见。

【辨证施刺】

1. 肝郁气滞

主症：患病初期，伴性情急躁，纳呆泛恶，五心烦热，皮疹潮红刺痒，日晒更甚，舌红苔薄，脉细数。

治法：疏肝解郁。

处方：肝俞、期门、太冲、内关、大椎、合谷。

操作：均用泻法，留针20分钟，每日或隔日1次，10次为1疗程。

2. 脾虚不运

主症：面及四肢有斑片，食少纳差，倦怠乏力，便溏，舌淡，边有齿痕，苔白，脉沉细。

治法：健脾益气法。

处方：脾俞、胃俞、足三里、血海、三阴交、曲池、合谷。

操作：均用补法，留针20分钟，每日或隔日1次，10次为1疗程。

3. 肾阴亏虚

主症：患病日久，伴腰膝酸软，头晕耳鸣，面色黑暗，脉濡或细。

治法：滋补肾阴法。

处方：肾俞、太溪、气海、关元、血海、三阴交（图5-2-1~4）。

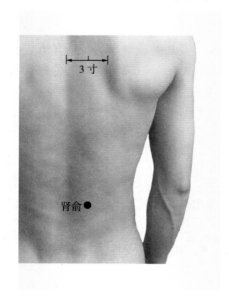

图 5-2-1　肾俞

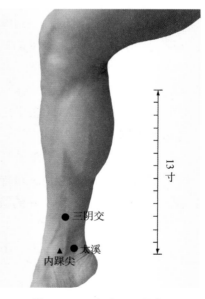

图 5-2-2　太溪、三阴交

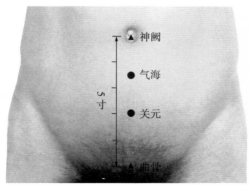

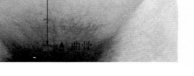

图 5-2-3 气海、关元　　　　　　　　　图 5-2-4 血海

操作：均用补法，留针 20 分钟，每日或隔日 1 次，10 次为 1 疗程。

【其他疗法】

1. 耳穴贴压

处方：神门、交感、肾上腺、内分泌、肝、脾、肾、肺。

操作：每次每耳取 2~5 穴，以王不留行籽贴压，每日或隔日轮换一侧耳穴，10 次为 1 疗程。

2. 割治疗法

处方：主穴：双侧耳背肺穴；配穴：耳穴神门、交感、内分泌、皮质下。

操作：药物配制：雄黄、冰片、薄荷、硼酸、滑石粉各等份研为细末备用，局部常规消毒后用手术刀尖将穴位割破，使穴位溢血少许，然后在割治部位外敷药粉，纱布覆盖，胶布固定。

【预后及防治】

1. 保持精神愉快，情绪乐观，消除急躁、忧虑、害怕等因素。

2. 合理安排作息时间，劳逸结合，保证充分睡眠时间；避免劳累，避免紫外线的直接照射。

3. 多食富含蛋白质及蔬菜瓜果食物；忌食肥甘厚味，辛辣之物。

三、皱纹的针灸治疗

皱纹是皮肤老化的结果。皮肤皱纹是由于维持皮肤正常张力的弹性纤维减少，皮脂腺分泌减弱，皮下脂肪减少，使皮肤与其深部组织之间过于松弛，发生折叠而形成。面部皱纹尤以眼角鱼尾纹和额头上的小皱纹为常见。另外，由于肌肉经常作同一种往复运动，皮肤皱褶之间的凹陷部分会留下痕迹，久之则可形成挤压性皱纹。本病属中医学"驻颜"范畴。

【诊断关键】

面部及颈部皮肤皱纹，随着年龄的增长，逐渐出现在额部、下睑部、眼外眦部、耳前区、两颊、颈部、口周，并不断加深。

【辨证施刺】

1. 气血亏虚

主症：面部或颈部皱纹，伴面色萎黄，少气懒言，纳呆身重，腰膝酸软，舌淡苔白，脉细。

治法：补益气血法。

处方：主穴：脾俞、胃俞、足三里、气海、三阴交（图 5-3-1~3）。

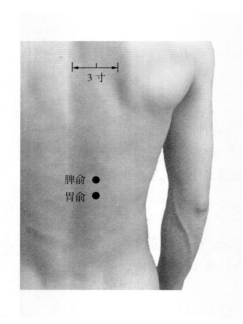

图 5-3-1　脾俞、胃俞

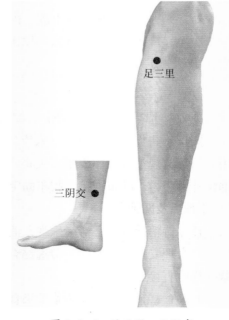

图 5-3-2　足三里、三阴交

（1）额纹：头维、阳白、印堂、阿是穴。

（2）鱼尾纹：太阳、瞳子髎、丝竹空、阿是穴。

（3）笑纹：下关、迎香、四白、颊车、阿是穴。

（4）颈纹：风池、天牖、扶突、翳风、阿是穴。

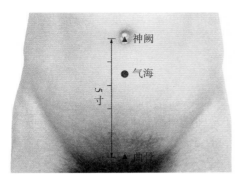

图 5-3-3　气海

操作：以局部穴位为主。阿是穴即皱纹局部，一般从皱纹较深处顺皱纹方向进针，平刺法，刺激宜轻，留针 30~60 分钟，可加灸。配穴用补法。隔日 1 次，20 次为 1 疗程。

2.瘀血内阻

主症：面部及颈部皱纹，伴四肢头面部老年斑，皮肤干燥脱屑，舌质紫暗或有瘀斑，脉沉涩或沉弦。

治法：活血化瘀法。

处方：主穴同证型 1。配穴：膈俞、血海、三阴交。

操作：主穴操作同证型 1，配穴用泻法，轻刺激，留针 30~60 分钟，隔日 1 次，20 次为 1 疗程。

【其他疗法】

1.耳针疗法

处方：心、内分泌、皮质下、肾上腺、肺、脾，配以皱纹出现部位，如：颊、额、面、颌等。

操作：以短毫针轻刺激，每次选穴 6~7 个，每隔 10 分钟行针 1 次，留针 30 分钟，秋冬季留针 5 天，春夏季留针 3 天，然后换另一侧耳廓，15 次为 1 疗程。或耳穴压豆于上述穴位，每日按压 3~4 次，每次每穴 1 分钟，隔日 1 次，30 次为 1 疗程。

2.点穴疗法

处方：睛明、承泣、瞳子髎、太阳、阳白、鱼腰。

操作：轻闭双眼，用双手将上下眼部肌肉推向鼻部，保持 10 秒钟，慢慢松开，往返 3~4 次，再按压上述穴位，每穴 2~3 分钟，以穴位出现酸胀为度，睡前及起床前各 1 次，主要消除眼周皱纹。

3.艾灸疗法

处方：神阙。

操作：隔姜灸。取 0.2~0.4cm 厚姜片，中间穿数个针孔，上置艾炷，置神阙穴上，点燃施灸，每次 3~5 壮，灸至局部皮肤潮红为度，隔日 1 次，30 次为 1 疗程。

4. 拔罐疗法

处方： 皱纹局部。

操作： 在皱纹局部用小号罐闪罐治疗，即罐子吸住后，立即起下，再拔住，再起下，每个部位反复 20 次左右，每日 1 次，10 次为 1 疗程。

5. 激光针疗法

处方： 皱纹局部。

操作： 用氦－氖激光治疗仪，在输出端配上放大器，使光斑直接照射皱纹局部，距离约 10cm。若皱纹部位多，可分别照射，每次 10~15 分钟。也可将祛皱化妆品或药物先涂于皱纹处，再用激光照射，效果更佳。隔日 1 次，20 次为 1 疗程。

6. 埋线疗法

处方： 皱纹局部。

操作： 在皱纹局部用碘酒消毒，然后用特制的注射针头将小号羊肠线注入皮下，每 5 日 1 次，5 次为 1 疗程。

【预后及防治】

1. 注意生活规律，保证睡眠，合理搭配饮食营养，不偏食、不吸烟。

2. 注意防治各种消耗性疾病及消化系统疾病，防止过分消瘦。

3. 每日早晚洗脸后用热毛巾敷 3 分钟，使毛孔张开，血液循环加快。选择抗皱美容化妆品，避免日光暴晒。

4. 多吃富含维生素 A、B_2、B_6、C、E 的水果、蔬菜；每天喝 6~8 杯水，保持皮肤水分。

5. 坚持正确的面部按摩：面部肌肉从脸中央向外延伸，按摩也应顺应这一方向，每日 2 次，每次 5~6 分钟，宜在清洁面部后进行。

四、多毛的针灸治疗

多毛即妇女多毛症，是指人体在不该生长硬毛的部位长了许多又长又粗又黑的毛，或者女性毛发呈男性型分布，如上唇、下颏、前胸、腹部、四肢等处长出了又粗又黑的毛，阴毛向腹部甚至脐部发展。体毛的生长情况受内分泌的影响，尤其与雄激素水平有关。雄激素水平高，体毛生长可增多增快，患者同时伴有乳房萎缩等男性化症状。但是，大部分妇女多毛症患者并无内分泌疾病，生长发育正常，可能是由于雄激素的活性增高或体毛对雄激素的敏感性增高所致。此外，遗传也是原因之一。本病在中医文献中有"异毛恶发"之称。

【诊断关键】

1. 本病见于女性。

2. 面部和体毛生长过多过长，可呈男性型分布。

3. 或伴男性化体征。

【辨证施刺】

1. 肺胃阴虚血热

主症：四肢、躯干体毛明显增多、增长，皮肤干燥粗糙，形体消瘦，口干喜饮，大便干结，小便短赤，舌红苔薄黄，脉弦细或细数。

治法：滋阴清热法。

处方：肺俞、脾俞、三阴交、阴陵泉、膈俞、血海、合谷、列缺、上巨虚。

操作：背俞穴针尖向椎体方向斜刺1.2寸，列缺向肘部方向斜刺，合谷直刺，足三里、三阴交向膝部斜刺，留针20分钟，隔日1次。

2. 肾阴不足

主症：多毛以口周、双前臂、小腿胫前为主，伴月经不调，心烦失眠，腰酸耳鸣，舌红少苔，脉细数。

治法：滋养肾阴法。

处方：肾俞、肝俞、三阴交、太溪、太冲、心俞。

操作：取双侧穴位，平补平泻，中等刺激，留针20分钟，每日1次。

【其他疗法】

1. 耳穴贴压

处方：脾、肺、胃、肝、内分泌、皮质下、肾上腺、子宫。

操作：每次取4~5穴，耳穴压豆，隔日1次。

2. 激光针疗法

处方： 多毛局部。

操作： 患者坐位，双眼闭合，用低功率氦 – 氖激光，功率 0.6~3mW，距离 0.2~0.5cm，光斑 0.1~0.2cm²，光束垂直照射。每次 10~15 分钟，每天 1~2 次，10 次为 1 疗程，1 个疗程后，酌情改为隔日 1 次。

【预后及防治】

1. 查明病因，针对原发病治疗。

2. 对毛多而明显者，可配合一些机械、理化方法脱毛，如剃刮法、电解法、脱毛剂。

3. 保持心情舒畅，合理安排作息时间，饮食宜清淡。

五、脱发的针灸治疗

脱发是以发脱落为主要症状的疾病，可伴有发色、发质异常等症状，发白、发焦常相继发生。发白指头发渐进性变白，是古人判断衰老的直观指标，未进入老年期而见发白者，称"早白"。发焦指发质细脆枯槁，失其润泽而易断易折。

【诊断关键】

本病主要指老年人发落过快过重，与年龄不符；或未老先衰而出现发落者。

【辨证施刺】

1. 气滞血瘀

主症： 发白脱落，发质细脆枯槁，失其润泽而易断易折，抑郁不乐，头痛耳鸣，胁肋胀痛，或肌肤甲错，面色黧黑或见瘀斑，舌紫暗，脉涩。

治法： 行气活血法。

处方： 百会、头维、上星、生发穴（风池与风府连线中点）、膈俞、血海、太冲。

操作： 均用泻法，留针 20~30 分钟，每日或隔日 1 次，10 次为 1 疗程。

2. 气血两虚

主症： 发白易脱，发质细脆枯槁，失其润泽而易断易折，面色萎黄，倦怠无力，少气懒言，头晕目眩，心悸失眠，舌淡，脉细弱。

治法：补益气血法。

处方：百会、头维、生发穴（风池与风府连线中点）、足三里、三阴交、上星（图5-5-1~3）。

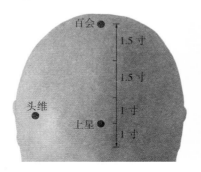

图 5-5-1　百会、头维、上星

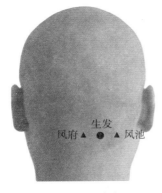

图 5-5-2　生发

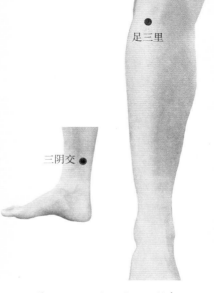

图 5-5-3　足三里、三阴交

操作：均用补法，留针 20~30 分钟，每日或隔日 1 次，10 次为 1 疗程。

【其他疗法】

1. 梅花针疗法

处方：脱发局部。

操作：常规消毒后，用梅花针从外向内，以同心圆方式，轻巧而均匀地叩打脱发区到皮肤发红或轻度渗血，然后用鲜姜片擦，隔日 1 次。

2. 走罐疗法

处方：背俞穴。

操作：方法是先于施罐部位涂上润滑剂，以凡士林、润肤霜、食油最佳，亦可用水或药液，同时将玻璃罐口亦涂上油脂。用闪火法吸拔后，以手握住罐底，稍倾斜，稍用力将罐沿着肌肉、骨骼、经络循行路线推拉（罐具前进方向略提起，后方着力），反复运作至走罐区皮肤紫红色为度。

【预后及防治】

1. 讲究头发卫生，勿用碱性肥皂洗发。

2. 饮食多样化，多食健发食品，如：胡桃、胡麻、淡菜、花椒。

3. 通过锻炼身体，疏通气血，促进血液循环，以达强身健发目的。

4. 配合内服、外洗中药。

5. 保持心情舒畅。

6. 发白者，每日早晚先用双手掌按摩搓擦头皮 10 分钟，然后搽冬虫夏草酒，长期坚持。

六、黑眼圈的针灸治疗

黑眼圈主要表现眼眶周围皮肤颜色加深，形成黑色或褐色或褐蓝色环状改变，抚之皮肤光滑不碍手。俗称"熊猫眼"。使面容有憔悴疲劳之感。

【诊断关键】

1. 如果眼周晦暗，精神不振，形体消瘦并有明显不适者往往提示有较严重的内伤性疾病，应到医院明确诊断，积极治疗。

2. 有慢性消耗性疾病者应积极治疗原发病。

3. 充分的睡眠，劳逸结合，饮食调理，改善体质是治疗的前提、基础。否则任何外治都不可能有效。

4. 如果身体健康，无任何不适，属于先天遗传所致者，不必强调医学治疗，注意眼部护理即可。

（一）脾虚痰湿型

眼睑皮肤稍有浮肿之象，常感眼皮沉重，下眼睑呈褐蓝色，伴身重倦怠，体形较肥胖，口淡无味，纳呆，白带多，舌胖，苔白腻，脉濡。

1. 经络治疗

毫针：阳白、鱼腰、承泣、四白；中脘、气海、关元；背部取脾俞、胃俞；阴陵泉、足三里、丰隆、三阴交、太白。每次每组取 1~2 穴。针行补法。中脘、脾俞、胃俞、足三里、三阴交可配合艾灸或拔罐（图 5-6-1~6）

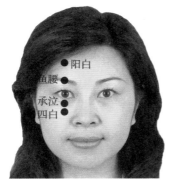

图 5-6-1　阳白、鱼腰、承泣、四白

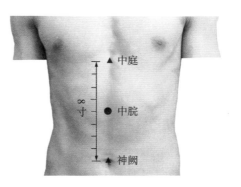

图 5-6-2　中脘

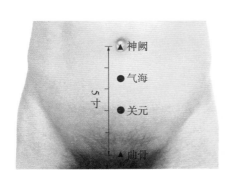

图 5-6-3　气海、关元

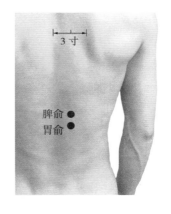

图 5-6-4　脾俞、胃俞

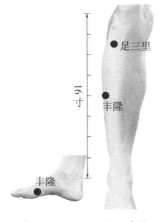

图 5-6-5　足三里、丰隆

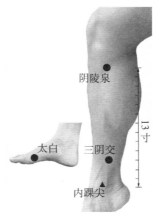

图 5-6-6　阴陵泉、三阴交、太白

皮肤针：轻轻叩刺下眼睑皮肤，胸椎 5~12 两侧，太阳，百会，中脘，气海，足三里。

耳针：肾上腺、皮质下、脾、内分泌。可贴压。

按摩：加强眼周（睛明、瞳子髎、承泣、四白、阳白、攒竹、鱼腰、丝竹空）以及面部胃经按摩；循经选下肢脾经。

2. 常用方药

二陈汤加减：陈皮 9 克，半夏 9 克，茯苓 12 克，白术 12 克，党参 12 克，防己 12 克，炙甘草 4 克。

中成药：陈夏六君丸。

外用剂：当归 15 克，三七 15 克，白芷 15 克煎水，热敷熏洗眼睑局部。当归注射液或川芎注射液作眼周皮肤局部导入。

（二）肝肾不足型

1. 主要证候

眼花无神，眼圈发黑；常伴有头晕耳鸣，失眠健忘，腰膝酸软，齿摇发脱，常发虚火（咽干口燥，小便短赤，五心烦热，牙浮龈肿等），多见于形体较瘦的中年人，舌体瘦小色淡，脉弱。

2. 经络治疗

毫针：阳白、鱼腰、承泣、四白；肝俞、肾俞、白环俞；三阴交、太溪、涌泉、太冲、行间。针行平补平泻。每次每组取 2 个穴位。

皮肤针：轻轻叩刺下眼睑、腰骶部、肾俞、肝俞、三阴交。

耳针：肝、肾、内分泌、神门、皮质下。可贴压。

按摩：眼周穴位，脚部；下肢肝经、肾经。

3. 常用方药

六味地黄丸加减：熟地 12 克，山茱萸 10 克，山药 12 克，茯苓 9 克，丹皮 6 克，泽泻 6 克，丹参 12 克，旱莲草 12 克，女贞子 12 克。

中成药：六味地黄丸、杞菊地黄丸、知柏地黄丸。

外用剂：同"脾虚痰湿型"。

（三）瘀血内停型

1. 主要证候

眼眶晦暗，无光泽；形体偏瘦，皮肤干燥，瘙痒；口唇暗；月经不调，痛经；常有头痛、胸痛、胃痛、胁痛、腹痛等慢性疼痛；性情抑郁，精神压抑或急躁易怒；舌质紫暗或有瘀斑、瘀点，舌下静脉怒张；脉涩或弦细。

2. 经络治疗

毫针：阳白、鱼腰、承泣、四白；膻中、期门、肝俞、膈俞；血海、三阴交、蠡沟、太冲。每次每组取 2 个穴位。针行泻法。膈俞、肝俞、血海、三阴交可以配合艾灸或拔罐。

穴位注射：肝俞、膈俞、血海、太冲。用当归注射液穴位注射，每次每穴 1 毫升，每日 1 次。10 天为 1 个疗程。

皮肤针：轻轻叩刺下眼睑、太阳、攒竹、风池、后颈部、胸椎 5~10 两侧，下肢肝经。上述部位可以交替使用。

耳针：肝、交感、内分泌。可贴压。

按摩：眼周穴位，面部，脚部，任脉，下肢肝经。

3. 常用方药

血府逐瘀汤加减：生地 12 克，桃仁 9 克，红花 9 克，枳壳 9 克，益母草 12 克，当归 9 克，麦冬 12 克。

中成药：血府逐瘀口服液，大黄蛰虫丸、逍遥丸。

外用剂：当归、红花、桃仁、香附、柴胡、熟地、炒蒲黄、炒三棱各 20 克，以酒调和，制成膏状调敷于以下穴位：膈俞、肝俞。

【预后及防治】

1. 饮食宜忌

宜：脾虚痰湿型宜适当进食温燥的辣椒、陈皮、扁豆、赤小豆、白萝卜、怀山、鲫鱼等；血瘀型宜山楂、木耳、红糖、酒（适量）、醋、小蒜、香菇、蘑菇、玫瑰花、茉莉花等；肝肾不足者宜黑芝麻、花生、豆腐、菠菜、鸭等。

忌：湿盛和瘀血型不宜寒凉冷冻、腻滞不易消化或性质沉降的食物；肝肾不足不宜辛辣燥热的食物。

2. 生活起居

①生活规律，避免过于操劳，充分睡眠，不熬夜。

②心情平和，情绪稳定，七情畅达。

③加强体育运动。

④经常做眼周穴位自我按摩。每天晚上临睡前用温热湿毛巾敷双眼，之后搽营养型眼霜、精华素或用温热的新鲜牛奶浸湿消毒棉纱，覆盖双眼20分钟。

⑤注意防晒。

⑥不宜过多的性生活。

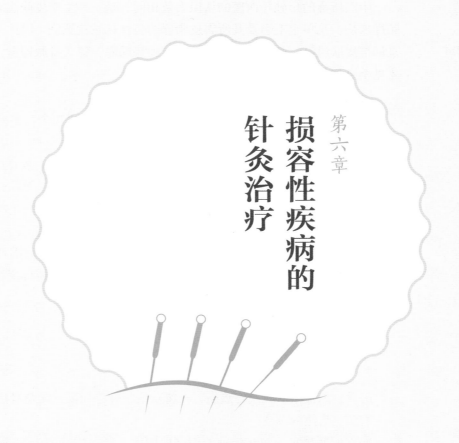

第六章

损容性疾病的
针灸治疗

一、头面疖肿的针灸治疗

中医所称的疖肿与西医的认识大致相同，是一种生于皮肤浅表的急性化脓性疾病，是单个毛囊及其所属皮脂腺的急性化脓性感染。因此，它的特征是局部皮肤焮红、肿痛，但根脚较浅，肿势局限，穿头排脓即愈，只有重症才见全身症状。

【诊断关键】

1. 好发于青壮年，以易摩擦部位皮肤多见，少则几个，多则十几个不等，常连续不断发生。

2. 初起为圆锥形毛囊性炎性丘疹，自觉有灼痛和压痛，数日后中间形成脓点，以后发展成坏死性脓栓，脓栓脱去，排出血性脓液，肿胀逐渐消退而愈合。

3. 本病好发于头面、发际等处，重者可伴有发热、全身不适、附近淋巴结肿大，甚至引起败血症。发于鼻翼两旁和上唇者，因其周围血管淋巴丰富，直接与海绵窦相通，如挤压感染可使细菌沿血行进入海绵窦，形成含菌血栓，可引起颅内感染。

【辨证施刺】

一般分为早期、成脓期、破溃期三期。

1. 早期

主症：患处结块，红肿热痛，根脚较浅，肿势局限，无全身症状。

治法：清热解毒法。

处方：阿是穴（即在疖肿的周围取四穴，针向疖肿的中部透刺），同时配穴选合谷、曲池。

操作：用泻法，留针15分钟，每日1次，7次为1疗程。

2. 成脓期

主症：疮形突起，疼痛较甚，按之软而凹陷。有头或无头，出脓黄稠，可伴有发热、头痛、胸闷、纳呆、小便短少、脉数、舌质淡、苔薄黄。

治法：托毒排脓法。

处方：太阳、印堂、曲池、合谷。

操作：用三棱针垂直或斜刺进针，缓缓地刺入浅静脉，随即又缓缓退出，使之出血。

3. 破溃期

主症：红肿渐退，脓出痛减，结痂而愈。

治法：祛腐生肌法。

处方：阿是穴、合谷、曲池、足三里。

操作：用毫针中等刺激，隔日 1 次。

【其他疗法】

1. 激光针灸疗法

处方：阿是穴、合谷。

操作：采用二氧化碳激光针灸仪或氦氖激光针灸仪均可。每次治疗 5~15 分钟，每日 1 次，7 次为 1 疗程。

2. 梅花针疗法

处方：脊柱两侧，正中线旁开 1.5 寸的足太阳膀胱经循行线上；天枢直下至耻骨联合；足三里直下至解溪的足阳明胃经循行线上。

操作：用梅花针从上向下用较强刺激循序叩击 3~5 遍，至皮肤潮红、微出血为度，每日或隔日 1 次。

3. 走罐疗法

处方：背俞穴。

操作：方法是先于施罐部位涂上润滑剂，以凡士林、润肤霜、食油最佳，亦可用水或药液，同时将玻璃罐口亦涂上油脂。用闪火法吸拔后，以手握住罐底，稍倾斜，稍用力将罐沿着肌肉、骨骼、经络循行路线推拉（罐具前进方向略提起，后方着力），反复运作至走罐区皮肤紫红色为度。

【预后及防治】

1. 注意个人卫生，勤剪指甲，忌搔抓。

2. 鼻唇部疖肿，千万不能挤压，防止危及生命。

3. 头面部疖肿患者，面部腧穴针灸或拔罐均应慎用。

二、颜面疔疮的针灸治疗

本病是发生在颜面部位的急性外疡，疮形小，但坚强根深、麻痒相兼、状如钉丁，所以称为颜面疔疮。它包括现代医学所称的颜面部的毛囊炎。由于面部血管丰富，毒邪易于扩散，炎症反应剧烈，发病迅速，如不及时治疗，容易引起"走黄"的危险。

【诊断关键】

1. 老幼均可发病，尤以儿童、中青年居多，四时可发病，以夏、秋季节常见。

2. 初起患部有粟粒样小疱，麻痒相兼，继之焮赤暴肿疼痛，肿块范围3~6cm以上，顶突根深，坚硬如钉，大约5~7日成脓，有一个或多个小脓头，四周浸润明显，疼痛加剧，脓头破溃，肿疼渐消，顶高根软溃脓，脓栓随脓外出，收口痊愈，病程一般约10天左右。

3. 有较明显的畏寒发热等全身症状，初起全身不适，重者可伴畏寒发热；中期伴有发热口渴、便秘溲赤、苔黄腻、脉数；后期一般局部症状减轻而消失。凡鼻翼、上唇部的疔疮，若处理不当、强力挤压，易引起"走黄"。症见疮顶陷黑无脓、肿势扩散，伴有寒战高热，烦躁神昏，恶心呕吐；皮肤瘀斑，可并发流注、附骨疽。

4. 实验室检查：白细胞总数、中性粒细胞增高。

【辨证施刺】

1. 热毒内蕴

主症：多见于体实热盛的患者。皮肤疔疮如粟，掀红肿痛，瘙痒麻痛，根深坚硬，脓头破溃。

治法：清热解毒法。

处方：大椎、合谷、委中、曲池、灵台。

操作：毫针用泻法，每日1次，7天1疗程。

2. 体虚毒侵

主症：常见于体质虚弱或有某些慢性病患者，疔疮常此愈彼起，多伴有多饮、多食、多尿、口干、神疲、乏力等症，舌淡红，苔薄，脉细弱。

治法：扶正排毒法。

处方：关元、气海、身柱、肝俞、足三里、委中。

操作：毫针用泻法，每日1次，7天1疗程。

【其他疗法】

1. 刺络放血疗法

处方：委中或大椎。

操作：用三棱针点刺放血，每日 1 次。

2. 刺络拔罐疗法

处方：膈俞。

操作：用三棱针在膈俞穴点刺出血，再加拔火罐 10 分钟，使其再度出血。

3. 梅花针疗法

处方：大椎、局部。

操作：用梅花针以重叩法弹刺大椎及局部出血，再加拔火罐 10 分钟。

4. 蟒针疗法

取穴：赤医穴、胸 5 穴。

操作：刺入皮肤后，沿脊柱向下沿皮下横刺 1.5~2 寸。

5. 火针疗法

取穴：局部。

操作：将针身在酒精灯上烧红后，对准患部迅速点刺，重新烧红后，再行点刺，如此反复。点刺针数视患部范围大小而定。

【预后及防治】

1. 讲究卫生，保持皮肤清洁，防止感染，勤洗澡，勤换衣，勤剪指甲。

2. 疔疮初起忌用手挤压，患部不宜针刺，以防扩散；红肿发硬时忌手术切开，以免引起感染扩散。

3. 忌内服发散、辛温药物；忌食肥甘厚腻之品，辛辣、鱼虾等食物。

三、痤疮的针灸治疗

痤疮是一种毛囊与皮脂腺的慢性炎症性皮肤病，俗称"粉刺""青春痘"。本病原因复杂，机制尚未明了。一般认为与内分泌、皮脂和微生物有关。痤疮极为常见，多见于青春期，男多于女，经过缓慢，30 岁以后可减轻或自愈。主要发于颜面以及胸背等处，表现为黑头或白头粉刺，炎性丘疹，继发脓疱或结节、囊肿等。是最常见的面部美容疾病。临床表现初起损害为与毛囊口一致的淡黄色或正常皮色的圆锥形丘疹，顶端常因氧化而变黑，称黑头粉刺；挤压时可有乳白色脂栓排出，若皮脂腺口完全闭塞，形成白头粉刺；可有炎性丘疹、结节，感染形成脓疱，脓疱破溃或自然吸收，凹陷成萎缩性疤痕，称萎缩性痤疮；有的形成囊肿，按压时有波动感，称囊肿性痤疮。中医称之为"肺风粉刺"。

【诊断关键】

1. 多侵害青春期男、女，青春期过后大都自然痊愈。

2. 好发于颜面、胸、背等处，形成粉刺、丘疹、脓疱结节或囊肿。常伴有皮脂溢出，分布一般对称。初起为毛囊口黑色圆锥形丘疹，挤压可见黄白色半透明性蠕虫样脂栓排出。周围可形成炎症性丘疹，其顶端可出现小脓疱，吸收后遗留暂时性色素沉着或小凹坑瘢痕，较重者可形成结节囊肿，消退后遗留瘢痕或瘢痕疙瘩。

【辨证施刺】

1. 肺经郁热

主症：颜面、胸背可见多形性皮损，伴潮红、瘙痒、大便黏滞，苔白腻、脉弦滑。

治法：疏风泻热法。

处方：大椎、鱼际、肺俞、风池、曲池、合谷、膈俞、血海。大便黏滞者加天枢、三阴交。

操作：进针得气后施提插捻转泻法，留针 20 分钟，肺俞、膈俞可点刺出血。

2. 肺胃湿热

主症：皮损色红，只有脓疱或结节形成，瘙痒或伴有疼痛，口渴思冷饮，多食口臭，便干，苔黄腻，脉弦滑而数。

治法：清热利湿法。

处方：中脘、三阴交、天枢、大肠俞、颊车、攒竹、曲池、合谷、足三里、内庭（图 6-3-1~6）

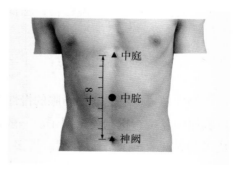

图 6-3-1　中脘

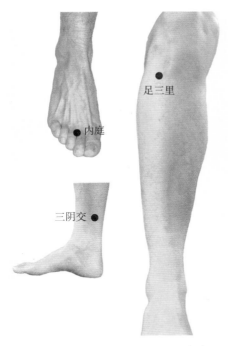

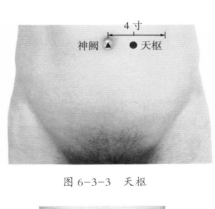

图 6-3-3　天枢

图 6-3-2　三阴交、足三里、内庭

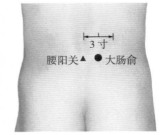

图 6-3-4　大肠俞

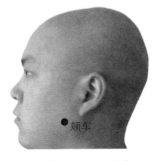

图 6-3-5　颊车

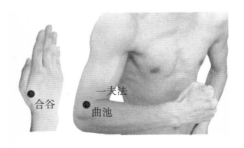

图 6-3-6　曲池、合谷

操作：上穴均用泻法，得气后留针 20 分钟。

3. 阴虚火旺型

主症：素体阴虚或青少年生长发育旺盛致使虚火上炎，面部油腻，有许多红色小结节或小脓疱，口干心烦，手足心热，大便干结，小便短赤，舌红苔薄黄，脉细数。

治法：滋阴清火法。

处方：内关、肾俞、肝俞、三阴交、太溪、太冲、行间（图 6-3-7~9）

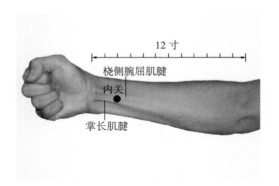

图 6-3-7　内关

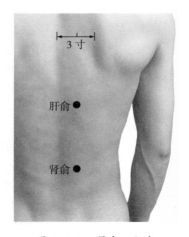

图 6-3-8　肾俞、肝俞

操作：针行平补平泻，得气后留针 20 分钟。

4. 冲任不调型

主症：见于女性，痤疮的发作或轻重与月经周期有明显关系，月经前皮疹增多加重，月经后皮疹减少减轻。常伴有月经不调，经前心烦易怒，胁肋乳房胀痛。舌红苔微黄，脉弦。

治法：调理冲任法。

处方：章门、期门、气海、肝俞、阳陵泉、三阴交、太冲。

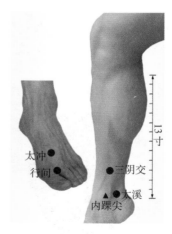

图 6-3-9　三阴交、太溪、太冲、行间

操作：针行泻法，得气后留针 20 分钟。

5. 痰瘀凝结型

主症：痤疮缠绵日久不愈，皮损以大而深在的结节、囊肿为主，色暗红，挤压可见脓血或黄白色胶样物，愈后留有色素、瘢痕，严重影响美容。

治法：化痰祛瘀法。

处方：面部阿是穴围刺（局部皮损）；大椎、膈俞、肺俞、脾俞、肝俞、血海、阴陵泉、足三里、三阴交、太白、太冲。

操作：每次取穴 2~3 个，与面部阿是穴配合。针行平补平泻，得气后留针 20 分钟。

【其他疗法】

1. 耳针疗法

处方：双侧耳背近耳轮处明显的血管。

操作：选用双侧明显的血管一根，揉搓数分钟后使其充血，常规消毒后，左手拇、食指将耳背按平，中指顶于下，左手将三棱针对准选好的静脉血管刺入，使出血 5~10 滴，流血过少者，可轻轻挤压，然后盖上消毒敷料，1 次为 1 个疗程，未愈者隔 1 周后，另选一根血管放血。

2. 针挑疗法

处方：背部皮肤的反应点，及灵台、委中、合谷。

操作：医者先用手掌在患者脊背两侧摩擦数次，然后在第 1~12 胸椎旁开 0.5~3 寸范围内，寻找类似丘疹，稍突起于皮肤，针帽大小，呈灰白色、棕褐、暗红或浅红色，压之不退色的反应点。常规消毒后，用三棱针斜刺入反应点的底部，约 1 分深，迅速将针向上一挑，使疹点翻起，挑断皮下部分纤维组织，用双手拇，食指挤压针孔周围，使之出血少许，用干棉球拭去血迹。

3. 三棱针疗法

处方：大椎。

操作：点刺放血后拔罐。

4. 拔罐疗法

处方：大椎、肺俞、膈俞。

操作：用大号玻璃火罐，以闪火法迅速拔在穴位上。亦可用三棱针点刺大椎出血、用毫针针刺肺俞、膈俞后再加拔罐。留罐 10~15 分钟，每天 1 次，10~15 天为 1 疗程。

【预后及防治】

1. 早睡早起，生活规律，保证充分睡眠；保持患部清洁；不滥用化妆品和药物。

2. 不吃辛辣刺激性食物；多吃新鲜蔬菜和水果；多饮开水。

3. 树立信心，不忧伤，不苦恼，心情愉快。

四、黄褐斑的针灸治疗

黄褐斑是颜面部位出现局限性淡黄色或褐色斑片性皮肤病，多见于女性属中医"鼾黑斑"的范畴，又称作妊娠斑、肝斑和蝴蝶斑等。面颊部对称性淡褐至深褐色或淡黑色的色素沉着斑，有的亦可发生在额、眉间、鼻、口周等部位。色斑形状不规则，但边界清楚。斑的表面光滑无皮屑，既不痒亦不疼痛，其色泽随季节而变化，一般冬季变浅，夏季加深。本病多发于中青年女性，以青春期后、妊娠期妇女发病更多。本病发病原因和机制复杂，目前尚未完全明了，一般认为内分泌变化是导致本病的主要原因。此外，患肝脏疾病、结核、贫血、慢性盆腔炎或其他慢性消耗性疾病时，也可能产生黄褐斑。中医称本病为"面尘""鼾黑斑"等。

1. 中医认为本病虽然是面部的皮肤病，但是内脏气血失和的局部表现，与肝郁气滞、肝脾不和、劳伤脾土、肾精受损有密切关系，从而致使气血不和，或虚或瘀或虚火上炎，火燥结滞，气血不能上荣于面，发为黄褐斑。

2. 西医认为与以下因素密切相关：内分泌疾病（如甲亢、垂体病、肾上腺分泌失调、因精神紧张、压抑、心理负担重、生活无规律、过度操劳等导致的神经内分泌功能紊乱等）、妊娠、慢性妇科病（月经不调、慢性炎症、肿瘤等）、慢性疾病（慢性胃炎、肝炎、结核、肿瘤等）、长期服用某些药物（氯丙嗪、苯妥英钠、避孕药、黄体酮等）、日晒、营养与微量元素失调（锌或维生素 C、A、E 缺乏，铜偏高）、各种皮肤炎症后色素沉着等。

【诊断关键】

1. 皮损为淡褐色至深褐色斑片，形如地图或蝴蝶。大小不等，边缘不整，境界清晰，常对称分布于额、眉、颊、鼻、上唇等处，重者可累及整个面部。斑区表面光滑、无鳞屑。

2. 常见于中青年女性，无自觉症状。

3. 春、夏季加重，秋、冬季减轻或消失。

【辨证施刺】

1. 肝气郁滞

主症：皮损为浅褐色至深褐色斑片，大小不定，匡廓易辨，边缘不整，呈地图状或蝴蝶状。对称分布于目周、颜面。可伴有胁胀胸痞，烦躁易怒，女子月经不调，经前褐色加深，两乳作胀，脉涩弦滑，舌苔薄白。

治法：舒肝解郁法。

处方：四白、太阳、迎香、颊车、太冲、三阴交、足三里、阴陵泉、行间、肝俞、脾俞。女子月经不调者加关元、血海；乳房胀痛者加期门。（图6-4-1~5）

操作：每次选取2~5穴用平补平泻法。留针10~20分钟，每日1次，连续10日为1疗程。

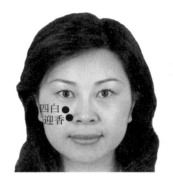

图 6-4-1　四白、迎香

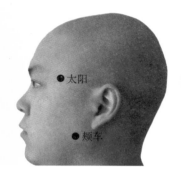

图 6-4-2　颊车、太阳

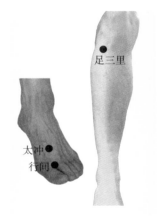

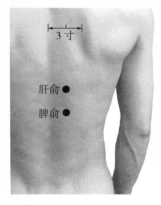

图 6-4-3　足三里、太冲、　　图 6-4-4　三阴交、阴陵泉　　图 6-4-5　肝俞、脾俞
　　　　　行间

穴位注射：足三里、曲池，用当归或川芎注射液穴位注射，每次每穴1~2毫升。

皮肤针：后颈部，胸椎7~10两侧，下腹部，小腿内侧，带脉区，期门，三阴交，下肢肝经。

耳针：肝、内生殖、内分泌。

刮痧：患处局部用消毒棉纱擦刮，至出现轻度潮红。刮肩背三角形区域（等腰三角形，大椎为三角形的顶点，双侧肺俞为三角形的两个底点），至出现痧痕。每5天1次，5次为1个疗程。

按摩：面部，脚部，下肢肝经、胃经。擦两胁。

常用方药：逍遥散加减：柴胡9克，当归9克，白芍9克，茯苓9克，白术9克，生姜3片，薄荷3克，桃仁6克，红花6克，旱莲草12克，女贞子12克。

中成药：逍遥丸。

外用剂：去斑膏（《朱仁康临床经验集》）：大枫子仁、杏仁、核桃仁各30g同捣极细，再加红粉30g，樟脑30g同研如泥，加麻油少许调匀，放于瓷瓶中备用。每晚卧时徐搽患处。

2. 痰湿内蕴

主症：以淡褐色为主，斑块较大，鼻翼、前额、口周均可见，油性皮肤居多。长期有脾虚湿盛之象，下肢困重，或经常关节酸重，脘痞纳呆，头晕头重；胸闷痰多、白带多，便溏，舌体胖大齿痕明显，舌苔白，脉濡。

治法：化痰祛湿法。

处方：四白、太阳、迎香、合谷、中脘、气海、脾俞、胃俞、阴陵泉、丰隆、太白。

操作：每次取2~5穴，针行补法。留针10~20分钟，每日1次，连续10日为1疗程。

皮肤针：下肢脾经、胃经；任脉（上脘—曲骨）。

耳针：脾、胃、内分泌、三焦。

刮痧：同"肝气郁滞型"。

按摩：面部，任脉，下肢胃经、脾经，上肢肺经。

常用方药：二陈汤加减：陈皮12克，半夏9克，茯苓15克，甘草4克、苍术6克，苡仁15克，桃仁10克，红花10克，旱莲草12克，女贞子12克。

中成药：陈夏六君丸。

外用剂：苍术30克，白术30克，陈皮30克，半夏30克，红花15克，桃仁15克。共研极细末，姜汁调和成糊状，敷贴以下穴位：中脘、脾俞、气海、关元、神阙（脐中）。

3. 肝脾不和

主症：皮损多为栗皮色，地图状斑片，边缘不整，匡廓较清，对称分布于两颧、目下、颜面、鼻周，伴胸脘痞闷，两胁胀痛、腹胀便溏，妇人经血不调，脉象弦滑，舌苔白腻。

治法：舒肝和脾法。

处方：四白、太阳、迎香、颊车、合谷、曲池、支沟、阳陵泉、足三里。腹胀便溏者加天枢；经血不调加关元。

操作：曲池、支沟直刺 1~1.2 寸，均用平补平泻法，阳陵泉、足三里 1.2~2 寸，平补平泻。三阴交直刺 1 寸，捻转补法。均留针 20 分钟。

4. 肾水不足

主症：皮损为黑褐色斑片，大小不定，形状不规则，匡廓鲜明，多以鼻为中心，对称分布于颜面，伴头晕耳鸣，腰酸腿软，舌红少苔，脉细数。

治法：滋阴补肾法。

处方：四白、太阳、颊车、合谷、颧髎、鱼际、内关、肾俞、三阴交、太溪、涌泉。

操作：每次取 2~5 穴，针行平补平泻。留针 10~20 分钟，每日 1 次，连续 10 日为 1 疗程。

穴位注射：心俞、肝俞、肾俞。丹参注射液，每次每穴 1 毫升，每天 1 次，7 天为 1 个疗程。

皮肤针：颈部，腰部，骶部，小腿内侧，肾俞、三阴交。

耳针：肝、肾、神门、内分泌、交感。

刮痧：同"肝气郁滞型"。

按摩：面部，脚部，下肢胃经、肾经。

常用方药：六味地黄丸加减：熟地 15 克，山茱萸 12 克，山药 15 克，茯苓 12 克，丹皮 9 克，泽泻 9 克，红花 6 克，桃仁 6 克。

中成药：六味地黄丸、知柏地黄丸、杞菊地黄丸。

外用剂：黄连 10 克，肉桂 6 克，旱莲草 12 克，女贞子 12 克。上药研极细末，用蜂蜜调和，敷贴于涌泉、神阙。

【预后及防治】

1. 生活宜规律安定。外出时避免日光暴晒，积极治疗其他原发疾病，但不要乱服药，不滥用外用药。

2. 避免进食辛辣刺激性食物，少饮浓茶、咖啡；少吃含糖较多的甜食。忌冷饮；适当多吃新鲜蔬菜和水果。

3. 保持心情舒畅，力求性格开朗，切忌忧思恼怒，解除思想负担，树立信心。

【验案举例】

施氏用耳穴按压法治疗蝴蝶斑 80 例，病程最长者 5 年。取肝、肾、肺、内分泌、皮质下、交感、神门、面颊等穴，体虚者加脾、胃。每穴按压王不留行籽 1~2 粒，两耳交替，隔日 1 次，10 次为 1 疗程。结果：1 个疗程内蝴蝶斑基本消退者计 36 例，占 45%；2 个疗程后明显消退者 38 例，占 47.5%；2 个疗程后消退不显者 6 例，占 7.5%。[施易安. 耳压治疗"蝴蝶斑"80 例. 江苏中医，1989，10（2）：8]

五、雀斑的针灸治疗

雀斑为多发于颜面部的一种黄褐色斑点，形状如雀卵上之斑点，数目多少不定，无自觉症状；多为圆形或卵圆形，针尖或小米粒大小，不高出皮肤，以双颊、鼻部和两眼的下方最为明显，常左右对称出现。本病常有家族病史，皮肤白皙者尤易罹患。常在青春期出现，有时于 6~7 岁就可开始发生。随年龄增长而数目增多，颜色加深。春夏加重，冬日减轻，病程较长，难于根除。女性多于男性。本病虽不痒不痛，也不影响健康，但直接影响容貌。

【诊断关键】

1. 为淡褐色或褐色针头至芝麻粒大小斑点。圆形或不规则形状，数目不定，少则几个，多则上百个，皮疹不融合，颜色随季节而变化，春夏季明显，秋冬季则变淡。

2. 常见于面部尤其是鼻及两颧部，对称分布；颈、肩及手背处也可见。

3. 常有家族发病史。

【辨证施刺】

1. 阴虚火旺

主症：属先天发病者，常见家族中累代不绝，自幼发病，斑点淡黑，形似乌麻，数目众多。

治法：滋阴补肾法。

处方：肾俞、命门、大椎、脾俞、三阴交、曲池、足三里、血海、雀斑局部（图 6-5-1~5）

操作：平补平泻，留针 20 分钟，每日 1 次，10 次为 1 疗程。

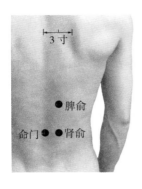

图 6-5-1　脾俞、肾俞、命门

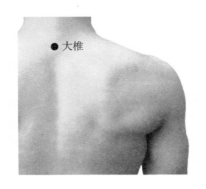

图 6-5-2　大椎

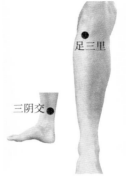

图 6-5-3　足三里、三阴交

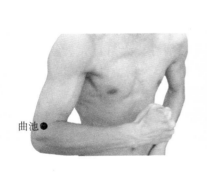

图 6-5-4　曲池

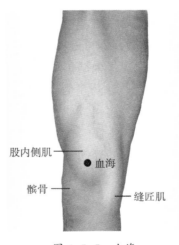

图 6-5-5　血海

2. 肝气不舒

主症：属后天发病者，无家族史，斑点淡黄，稀疏散在。

治法：舒肝理气法。

处方：大椎、肝俞、膻中、期门、大都、胃俞、气海、阳陵泉、太冲、雀斑局部。

操作：平补平泻，留针 20 分钟，每日 1 次，10 次为 1 疗程。

【其他疗法】

耳针疗法

取穴：内分泌、神门、颊。

操作：用2mm长的揿针，刺入后用橡皮胶布固定在双侧耳穴，每5日1次，5次为1疗程。

【预后及防治】

1. 尽量避免日光照射面部，外出时注意使用遮光保护用具或用品，如帽子、遮阳伞或外涂防晒霜、防晒蜜等。

2. 保持心情舒畅，避免不良刺激。

3. 可以选用各种祛斑霜，对防止雀斑加重有一定作用。还可在雀斑部涂擦3%氢醌霜，每日2次。氢醌是酪氨酸酶的抑制剂，能阻断酪氨酸形成多巴，因此有抑制黑色素细胞制造黑色素的功能。

【现代研究】

张喜兰报道：火针治疗面部雀斑1200例疗效观察。方法：让患者仰卧床上，在患处常规消毒后，再涂麻沸散（见《华佗秘传》），作局部麻醉。约过10分钟后，即可开始点刺。如遇雀斑较重者，可加用穴位注射1%利多卡因。穴位选择根据雀斑分布的密度而定，印堂、四白、颧髎、颊车、阳白等，每个穴位注药量为0.5ml，还可配针麻，选足三里、合谷，以上三种麻醉法可单用，也可同时用。在点刺前，备好酒精灯（火苗宜大），不同型号平头火针若干支，医者左手持酒精灯，右手拇指、食指持针柄，将针在酒精灯上烧到针尖端发红时，对准雀斑点迅速点刺，斑点立变灰白色后结痂。过10~15天结痂自行脱落，斑点消除，不留疤痕，有时结痂刚落，局部皮色呈淡粉色，再过1周后，皮色可恢复正常。根据年龄、深浅度取不同的手法，可作二次点刺。共1200例，女996例，男204例，年龄最大者63岁，最小8岁，火针治疗痊愈936例，有效233例，无效31例，总有效率97.4%。[张喜兰. 中医杂志1991；32（2）：40]

六、毛囊炎的针灸治疗

毛囊炎是指由细菌感染后引起毛囊化脓性炎症的一种疾病。好发于枕后发际部位的疮疡，本病属中医学"发际疮"。

【诊断关键】

本病初起患处骤发红色粟疹，中有毛发穿过，若粟粒黍豆，散在或簇集，周边红晕，时有痒痛。数日后疮顶可见白色脓头，疼痛加剧，疮周围皮色掀红或脂水渗流。脓疮约经 5~7 日可吸收，一般不留疤痕，但易复发，主要发于头颈部、四肢、臀部等处。有的于毛发脱落后形成点状或小片状疤痕称为秃发性毛囊炎，或称瘢痕性毛囊炎。

主症：生于颈后发际，初起为红色小丘疹，后渐增大，变成红色硬性结节，周围红晕，灼痛。2~3 天后，结节软化，中心出现黄白色脓头，破后排出脓液，约 10 天左右结痂而愈。但此伏彼起，屡次多发，经久不愈，全身可伴有发热、纳呆、舌质红、苔黄腻、脉数等症状。

治法：清热解毒法。

处方：大椎、合谷、灵台、身柱、委中（图 6-6-1~3）

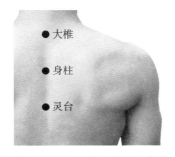

图 6-6-1　大椎、灵台、身柱

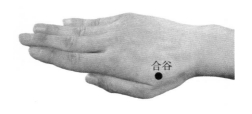

图 6-6-2　合谷

操作：诸穴均用泻法，均针 1 寸，出针后挤针孔出少许血，每次留针 20 分钟。

【其他疗法】

刺络拔罐疗法

处方：灵台。

操作：患者背向外骑坐在椅子上，两手扶椅背。消毒后用三棱针直刺深达皮肉。出针后在穴位处拔火罐，出血 10~15ml 后起罐。

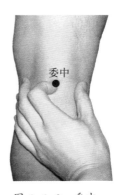

图 6-6-3　委中

【预后及防治】

1. 避免机械性摩擦和搔抓，避免食用刺激性食物，注意卫生，经常保持皮肤清洁。

2. 本病应用针灸疗法可获良好效果。

3. 忌食辛辣、鱼腥等食物。

【验案举例】

刘某，男，31 岁。6 个月前项部生小疖 2 个，逐渐增多，起伏较快，痒甚于痛，破溃则疮口流脓水，顾盼困难。查体：项部发际上缘至枕骨粗隆下缘间生疮 7 处，掀红肿疼，小者如粟粒，大者如杏核。取大椎、曲池、合谷，配合风池、丘墟。手法：提插捻转泻法，留针 20 分钟，针刺 1 次痒痛减轻，2 次疮口愈合，连针 5 次痊愈。[马瑞麟. 针灸杂志，1996，1（3）：25]

七、头癣的针灸治疗

头癣是一种发于头皮毛发的传染性皮肤真菌病。根据其发病特点，中医学将黄癣称为"肥疮""秃疮"，将白癣称为"白秃疮"，将黑癣称为"黑点癣"。本病好发于儿童、卫生条件较差的农村，多为男性，皮损好发于头顶，亦可累及枕、额等处。

【诊断关键】

头癣的诊断，除典型的黄癣痂外，着重在头发质与量的改变，如光泽减退、病发的折断，因疤痕形成而头发稀疏。再配合真菌镜检，可以确立诊断。头癣的病原菌主要是真菌感染，多见于儿童，有接触传染性，理发是传染途径之一。临床上根据致病真菌的不同，分为黄癣、白癣、黑癣三型。

【辨证施刺】

主症：患处红肿，痂状隆起，脓液干结成脓痂，头发折断枯落，患者头皮瘙痒，或患处可疼痛，附近淋巴结肿大疼痛。

治法：清热解毒杀虫法。

处方：曲池、然谷、肝俞、肾俞、足三里。

操作：平补平泻法，每日 1 次，10 天为 1 疗程。

【其他疗法】

皮肤针疗法

处方：阿是穴及邻近穴位。

操作：用 75% 酒精由内向外消毒患部，持七星针叩刺患部，使皮肤轻微出血，并尽可能使周围的小泡刺破，然后用2.5%碘酊自内向外消毒完毕，3~4日治疗1次。

【预后及防治】

1. 注意卫生，宜早治疗，防止继发成脓癣。

2. 患者宜隔离治疗，防止互相传染。

3. 严重头癣患者，在针刺治疗前，必须剃发。

八、神经性皮炎的针灸治疗

神经性皮炎又名慢性单纯性苔藓，是一种主要以瘙痒和苔藓样变为特征的慢性皮肤病，常反复发作。本病病因尚不完全明确，一般认为系大脑皮层兴奋和抑制功能失调所致，常因情绪波动、过度紧张、神经衰弱等发病或加剧。消化系统疾病、内分泌障碍、病灶感染、酒精中毒、衣摩擦、日晒出汗等局部刺激均可促发本病，使病情加重。临床上分为局限和播散两型。属中医的"摄领疮"。

【诊断关键】

1. 病程缓慢，常数年不愈，时有减轻，但易复发。

2. 皮损区域阵发性瘙痒，夜晚尤甚，可影响入睡，常导致失眠和情绪烦躁。

3. 本病的皮损特征为皮肤苔藓化，病变区皮肤呈苔藓样变，皮肤增厚，皮纹加深，皮嵴隆起，皮损区呈暗褐色，干燥，有细碎脱屑，边界清楚，边缘可有小的散在的扁平丘疹。局限性神经性皮炎好发于颈、项、膝、肘、骶等部位；播散性神经性皮炎可泛发于全身。

【辨证施刺】

1. 肝郁化火

主症：皮损色红作痒，精神抑郁或激动时痒甚，烦急，失眠多梦，眩晕，口苦咽干，舌边尖红，苔薄白，脉弦滑。

治法：舒肝清热法。

处方：肝俞、曲池、大椎、委中、血海、阳陵泉、阿是穴（图6-8-1~6）

操作：上方除阿是穴外，均用平补平泻法，留针30分钟。阿是穴用围刺法。

加减：血虚风燥者加风市、膈俞；便秘口干者加支沟。

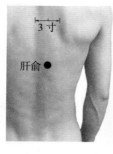

图 6-8-1 肝俞

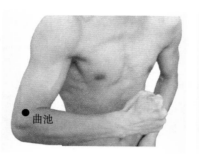

图 6-8-2 曲池

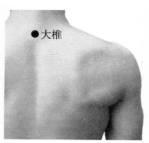

图 6-8-3 大椎

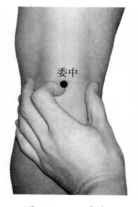

图 6-8-4 委中

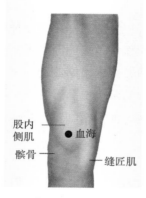

图 6-8-5 血海

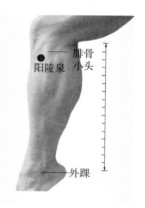

图 6-8-6 阳陵泉

2. 风热蕴肤

主症：常见于颈、肘、膝及尾骶，亦可见于四肢躯干。皮疹初起为红丘疹，迅速融合成红色斑片，大小不等，高出皮肤，皮纹粗疏，或有少量薄鳞屑。可见抓痕、血痂。自觉剧痒，兼见口干渴饮，心烦不宁，少眠，舌质红，苔薄黄，脉滑数或弦数。

治法：散风清热法。

处方：曲池、大椎、阴陵泉、膈俞、肝俞、阿是穴。

操作：曲池、大椎、阴陵泉均用毫针泻法，行针 6 次后留针 30 分钟，取皮损区中心刺入 1~3 针，周围用 1.5 寸针向皮损中心刺入 3~10 针，不运针，留针 30 分钟。

加减：少眠加神门；心烦不宁加内关。

3. 血虚生风

主症：久病皮损不消退，日渐加重，以致面部皮损增厚粗糙，色淡或浅褐，表面干燥覆有鳞屑，状如牛领之皮，剧痒，夜卧尤甚，舌质淡，苔薄，脉细。

治法：养血润燥法。

处方：合谷、曲池、血海、三阴交、阿是穴。

操作：除阿是穴外，均用平补平泻法，阿是穴选皮损中心部刺入 1~3 针，周围用 1.5 寸毫针向中心沿皮刺入 3~10 针，以上均留针 30 分钟。

加减：奇痒者，加风市；阴虚血燥者加膈俞、百虫窝；久治难愈者，加耳后静脉放血 1~3 滴。

【其他疗法】

1. 梅花针疗法

处方：皮损局部。

操作：局部消毒后用梅花针由里向外以重叩法逐圈叩打，直至局部发红，微微出血，再拔上火罐，隔天 1 次。

2. 耳针疗法

处方：肺、肝、神门、肾上腺、皮质下、皮损相应部位的敏感点。

操作：用 0.5 寸毫针刺入上述耳穴，行中等刺激，留针 1 小时，或用揿针埋藏 2~3 天，两耳交替使用。

【预后及防治】

1. 早睡早起，生活规律；适当进行体育锻炼；避免抓挠及异物刺激患部。

2. 避免进食辛辣刺激性食物和海鲜发物；不饮酒，少抽烟；多吃些新鲜蔬菜和水果。

【验案举例】

治疗组中局限性湿疹 65 例，神经性皮炎 70 例，主穴取肺，配穴取神门、内分泌（交替）。先将浸湿 3% 硫酸锌的衬垫紧贴于欲治之皮损上，依次接电极板，盖以塑料布并用胶布固定。术者将毫针入上述耳穴，接脉冲直流治疗仪（负极接耳针，正极接极板）治疗 15 分钟后，交换极性（负极接极板，正极按毫针）再治疗 15 分钟，日 1 次，6 次为 1 疗程。结果：湿疹有效率 93.8%（痊愈 30 例，显效 18 例，有效 13 例，无效 4 例）；神经性皮炎有效率 91.4%（痊愈 45 例，显效 9 例，有效 10 例，无效 6 例）。对照组 130 例中，只用手法针耳穴治疗，亦以 6 次为 1 疗程，结果有效率分别为 56.7% 和

38.6%。两组比较，治疗组疗效明显优于对照组（$P < 0.01$）。[王鹏辉. 耳针加锌透入治疗湿疹，神经性皮炎135例. 陕西中医，1990，11（8）]

九、斑秃的针灸治疗

斑秃俗称"鬼剃头"，是一种以头发突然成片脱落，局部皮肤正常，无明显自觉症状的皮肤病，又名"油风"。本病的发生，中枢神经系统起重要作用，常于精神过度紧张或受刺激后发生，此外，内分泌障碍、急性感染性疾病亦可为本病的诱因。本病可发生于任何年龄，但以青年人更为普遍。

【诊断关键】

1. 好发于青年，多有精神创伤或过度紧张史；病程缓慢，常可自愈。

2. 头部突发局限性斑状脱发，圆形或椭圆形，大小不等，边界明显，局部毛发脱净而无炎症，无自觉症状，常于无意中发现。个别严重者可发展至全秃，甚者眉毛、腋毛、阴毛亦会全脱落。病程可持续数月至数年，大多能自愈。

【辨证施刺】

1. 阴虚血燥

主症：毛发脱落，失眠易怒，舌质红，苔少，脉细数。

治法：滋阴润燥法。

处方：太溪、血海、神门。

操作：太溪直刺，深0.5~1寸，中强刺激，捻转补法1分钟。血海直刺，深1~2寸，捻转补法1分钟。神门直刺稍偏尺侧，深0.3~0.5寸，捻转补法1分钟。

加减：伴有心烦易怒者加肝俞、胆俞；便秘者加支沟、天枢。

2. 风热入血

主症：发落肤痒，眩晕，体胖，苔薄黄，脉滑数。

治法：疏散风热法。

处方：风池、曲池、合谷。

操作：风池直刺深1~1.5寸，也可以斜刺，向双侧风池透刺，深2~3寸，捻转泻法1分钟。曲池直刺，深1.5~2.5寸，捻转泻法1分钟。合谷斜刺，向上进针1~1.5寸，提插泻法1分钟。

加减：瘙痒甚者加大椎，油脂多者加上星。

【其他疗法】

梅花针疗法

斑秃区常规消毒后，再用梅花针轻巧而均匀地叩刺皮损区，直至皮肤轻度发红或少量渗血为宜，间日叩刺1次。

【预后及防治】

1. 在治疗过程中和治愈后的一段时间内，应禁食辛辣的食物，及葱、蒜、酒及虾、羊肉等发物，以免复发。

2. 解除思想顾虑，注意保持心情愉快。

3. 劳逸得当，不可熬夜。

4. 保持头皮清洁透风，避免硬皮帽摩擦刺激。

5. 早晨注意饮足量温开水，保持大便通畅。

【验案举例】

郭某，女，21岁，初诊于1975年9月24日。数天前开始头发呈斑片状脱落，脱发区呈圆形、椭圆形或不规则形，表面光滑，略有光泽。数月来即觉心悸不寐，潮热盗汗，头晕耳鸣，腰膝酸软，舌红少苔，脉细稍数。取穴：皮损处阿是穴、足三里、肝俞、三阴交、肾俞、太溪、膈俞。操作：用皮肤针在脱发处轻轻叩刺数分钟，至局部皮肤潮红。另沿皮损四周向皮损中心透刺，行平补平泻法；其余穴均行补法。留针20分钟，间断行针。每日一次。30余次后，脱发区毛发渐渐生出，先见淡黄细发，数月后渐渐变粗变黑。（《针灸辨证论治验方》）

十、扁平疣的针灸治疗

扁平疣是一种由疣病毒感染引起的良性皮肤赘生物，多见于青少年，常发于颜面和手背，容易自身接种，也可传染他人。免疫功能缺陷或偏低的人易感染发病。潜伏期约1~20个月，平均为4个月。正常肤色或淡褐色，帽针头至扁豆大的圆形、椭圆形等扁平丘疹，表面光滑、质硬、散在或密集，可沿抓痕呈串珠样排列。多对称性发于颜面、手背或前臂等处。有自限性，1~2年内可以自愈。除了进展期有时可能有痒感外，大多数病人不痛不痒，无任何自觉症状，但因丘疹遍布面部，实在是有碍美观。扁平疣，中医称为"扁瘊"。

【诊断关键】

1. 好发于青少年颜面、手背及前臂等处，起病较突然。

2. 本病一般无自觉症状，根据皮疹特点即可确诊。皮疹特点：皮疹为粟粒至高粱米大小的扁平皮疹，为圆形、椭圆形或多角形，边界清楚，表面光滑，呈淡褐色、黄褐色或正常肝色。常对称发生于颜面、手背、前臂等部位，呈散在或密集分布，可因抓搔而发生自身接种。偶感轻度瘙痒。

【辨证施刺】

1. 风热搏结

主症：疣体局部呈淡红色，偶尔有瘙痒感。

治法：祛风清热法。

处方：风池、曲池、合谷、足三里、血海。根据疣所在的部位酌加腧穴，取阳明、少阳经穴为主。

操作：本病以实证居多，故手法以泻法为主，留针 30 分钟，每 5 分钟运针 1 次。

2. 气血不和

主症：疣体稀疏分布，皮色不变，日久不退。食少便溏，四肢困倦，舌淡苔薄白，脉细。

治法：调理气血法。

处方：曲池、合谷、列缺、血海、足三里。

操作：针行补法，留针 30 分钟，每 5 分钟运针 1 次。

3. 肝郁气滞

主症：疣体局部呈淡褐色。

治法：疏肝理气法。

处方：外关、合谷、曲池、列缺、血海、阿是穴。根据扁平疣所在部位，可以循经取穴和阿是穴取穴。病在额面部加四白、颧髎；病在上肢加足三里；病在下肢加三阴交。

操作：以上各穴用泻法，留针 30 分钟，病程较长者用艾条在疣体口重灸 15 分钟，以微红为佳。

【其他疗法】

火针疗法

注意寻找疣体较大的母疣，用火针烧刺疣根部四周，再在疣中心加针1针，1周后原发母疣自行枯萎脱落，后起的疣群也逐渐消失，一般针刺1次即可治愈。

【预后及防治】

1. 养成良好的卫生习惯；不用他人的脸盆、毛巾。不熬夜，以防过度疲劳；勿抓挠患部。

2. 清淡饮食为宜，不吃辛辣刺激性食物，多吃些新鲜蔬菜和水果。

十一、寻常疣的针灸治疗

寻常疣是由病毒引起的多发于手指、手背、足缘部位的一种高起的、圆形的、有粗糙角质性隆起的丘疹。俗称"刺瘊""瘊子"等。

【诊断关键】

初起的损害为针头大的扁平角质隆起，渐渐增大，经过数周或数月以后，可以大如豌豆或者更大，成为圆形或椭圆形乳头状突起，表面粗糙不平，呈浅白色、灰色、淡黄色、黄褐色或浅褐色，数目不定，一个至数个，或是本来只有一个"母疣"，以后逐渐增多，往往散列在儿童或青年的手背或手指上，也可发生于任何其他部位，甚至在鼻孔、舌面、耳道内或唇内侧，不引起任何自觉症状。疣亦常常发生于甲的边缘，在甲板下蔓延，有时长得很大而引起疼痛，并易发生裂口，常有继发性感染。

【辨证施刺】

血燥风胜

主症：疣体色暗，表面粗糙，高低不平，偶有痒感，舌苔薄白，脉弦。

治法：养血、润燥、祛风。

处方：肝俞、肾俞、膈俞、三阴交、足三里、疣体局部。

操作：平补平泻法，留针20分钟。局部用围刺法。

加减：伴有肝气不舒，胁胀者加期门、膻中；伴有风胜者加太阳、攒竹、合谷。

【预后及防治】

1. 避免皮肤破损感染病毒。

2. 皮损部位避免摩擦和撞击，以防继发感染。

十二、荨麻疹的针灸治疗

荨麻疹，俗称"风疹块""风疙瘩""风包"等，它既可是一个独立的疾病，又可为许多疾病的症状，其基本特征为全身起红色或苍白色风团，发生消退都较快，消退后无任何痕迹，起疹时伴瘙痒。中医称之为"瘾疹""风瘙瘾疹"等。

【诊断关键】

本病以皮肤出现鲜红色或苍白色风团，时隐时现，瘙痒不堪，消退后不留痕迹为特点。根据病程，荨麻疹一般分为急性和慢性两类。

①急性荨麻疹：起病急，剧痒。随后出现大小不等、形态各异的鲜红色风团。风团可为圆形、椭圆、孤立、散在或融合成片。风团大时，可呈苍白，表面毛孔显著，似橘皮样。风团此伏彼起，病重者可有心慌、烦躁、恶心、呕吐，甚至血压降低等过敏性休克样症状。部分患者可出现腹痛、腹泻、甚至窒息。

②慢性荨麻疹风团时多时少，此起彼伏，反复发生，病程持续4周以上。

【辨证施刺】

1. 风寒型

主症：皮疹色白，遇冷或风吹则加剧，得热则减轻，多冬季发病，苔薄白或薄白而腻，脉迟或濡数。

治法：祛风散寒法。

处方：风池、曲池、合谷、足三里、胃俞、脾俞、阴陵泉、血海、膈俞。

操作：风池捻转泻法，曲池提插泻法，余穴均施捻转提插泻法。曲池、血海加灸。

2. 风热型

主症：风团色红，遇热则加剧，得冷则减轻，多夏季发病，苔薄黄，脉浮数。

治法：疏风清热法。

处方：大椎、曲池、血海、风池、合谷、足三里。

操作：大椎常规消毒后刺络拔罐，用三棱针点刺 3~5 点，用大号玻璃罐拔之，出血量 5~10ml。曲池、血海提插泻法，风池捻转泻法。伴有便秘热盛者加大椎至大肠俞排刺，均用捻转泻法；痒甚加神门。

3. 过敏型

主症：食鱼虾荤腥动风燥火之物而发瘾疹，发疹时伴形寒怕冷，四肢不温，腹痛便溏，脘闷纳呆，舌淡苔白，脉沉细缓。

治法：温中健脾法。

处方：足三里、三阴交、中脘、郄门、大都（图 6-12-1~4）

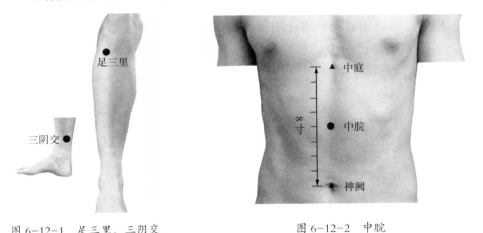

图 6-12-1　足三里、三阴交

图 6-12-2　中脘

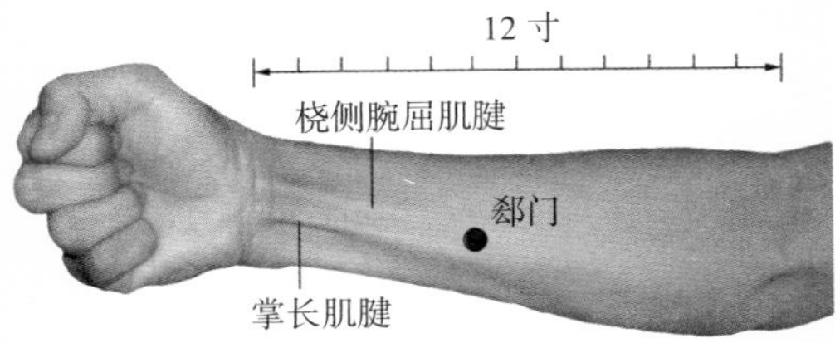

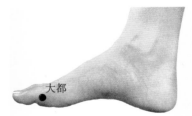

图 6-12-3　郄门

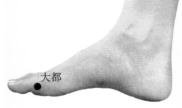

图 6-12-4　大都

操作：中脘呼吸补法；足三里、三阴交捻转补法；郄门、大都均捻转泻法。

4. 冲任不调型

主症：常在经前数天发疹，经净后逐渐减轻消失，以少腹、腰骶、大腿内侧为多，苔薄舌紫，脉弦细。

治法：调和冲任法。

处方：气海、关元、膈俞、内关、公孙、地机。

操作：气海、关元呼吸补法；膈俞捻转泻法；内关、公孙呼吸泻法；余穴均施捻转的平补平泻法。

【其他疗法】

1. 拔罐疗法

处方：神阙。

操作：多选用玻璃火罐使用投火法拔罐。罐拔上后过 3~5 分钟即可起罐，稍停片刻再进行上法操作，治疗 1 次拔 3 次罐，一般一日治疗 1 次，3~5 次为 1 疗程，疗程间可休息 1~2 天。

2. 放血疗法

处方：耳背静脉。

操作：常规消毒后，于耳背静脉处切开 2cm 切口，令血液自然流出，每周 2 次，10 次 1 疗程，用于风寒、风热、过敏所致瘾疹。

【预后及防治】

1. 保持生活规律，加强体育锻炼，增强体质，适应寒热变化。

2. 避免强烈抓搔患部，不用热水烫洗，不滥用刺激强烈的外用药物。

3. 积极寻找和去除病因，治疗慢性病灶，调整胃肠功能，驱除肠道寄生虫。

4. 忌食动物蛋白性食物和海鲜发物，不吃辛辣刺激性食物，不饮酒。保持清淡饮食，多吃些新鲜蔬菜和水果。

【验案举例】

李某，女，9 岁，学生。周身皮肤发作性瘙痒、潮红，起大片风团，躯干为甚，遇冷加重，羞延 4 年。经长期应用氯苯那敏、中药等未能控制。经诊断为荨麻疹，来针灸科行刺络拔罐疗法。用上法治疗 1 次后，瘙痒消失，皮疹无再发。为巩固疗效共治疗 6 次，1 年后随诊，直未复发。

十三、皮脂溢出的针灸治疗

本病主要表现为头面部皮脂分泌过多。

【诊断关键】

皮脂溢出分油性脂溢和干性脂溢。油性脂溢表现为颜面、头皮，尤其面部 "T" 形部位皮肤异常油腻光亮，毛囊口粗大，易挤出白色线状软脂，易生痤疮；干性脂溢多表现为头皮屑多，状如麸皮，头发逐渐稀疏、黄软、脱落，头皮干燥。

【辨证施刺】

（一）湿热型（油性）

1. 主要证候

除有上述症状外，常兼大便干结或黏滞不爽，急躁易怒，口苦，口臭，舌苔黄腻，脉滑数。

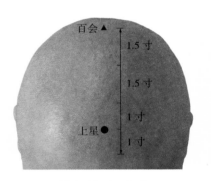

图 6-13-1　上星

2. 经络治疗

毫针：①上星、大椎、风池；太阳、颧髎、下关；②曲池、鱼际、支沟；③脾俞、三焦俞、天枢、水道；④阳陵泉、足三里、丰隆、太白、太冲、行间。每次每组取穴 1~2 个。针行泻法（图 6-13-1~9）

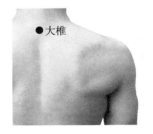

图 6-13-2　大椎

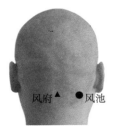

图 6-13-3　风池

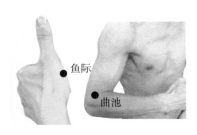

图 6-13-4　曲池、鱼际

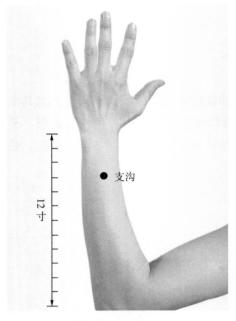

图 6-13-5　支沟

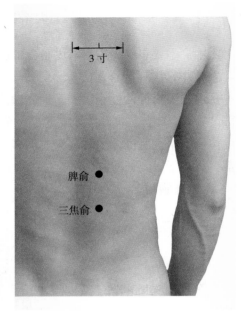

图 6-13-6　脾俞、三焦俞

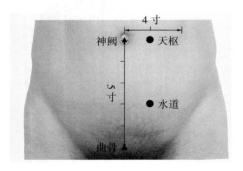

图 6-13-7　天枢、水道

穴位注射：取曲池、风池，当归注射液每穴推注 1 毫升，隔日 1 次，7 次为 1 个疗程。

皮肤针：胸椎 5~12 两侧，后颈部，足三里，合谷，三阴交，天枢。下肢胃经、脾经。刺激强度中等。

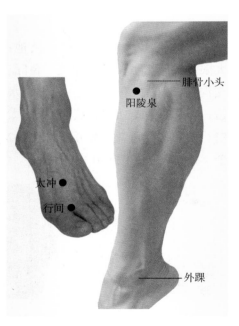

图 6-13-8　阳陵泉、太冲、行间

耳针：脾、胃、三焦、内分泌。

刮痧：肺俞、脾俞、肝俞；曲池、合谷；丰隆、三阴交。

按摩：脚部；腹部，下肢胃经、脾经、肾经。

穴位敷贴：黄柏20克，知母20克，龙胆草15克，苍术15克，丹参30克。共研极细末，用麻油调和，敷贴于涌泉、丰隆、足三里、三阴交。

3.常用方药

泻黄散加减：藿香12克，佩兰12克，炒黄连3克，炒黄芩6克，羌活6克，赤茯苓12克，生苡仁15克，茵陈12克，泽泻12克，桑叶10克，杭菊花10克。

中成药：胃苓丸，二妙丸。

外用剂：地榆、连翘、甘草、艾叶、丹皮、黄芪各20克。加水1000毫升，煎2次后，滤液混合，纱布冷湿敷面部，每次30分钟，每日2次。

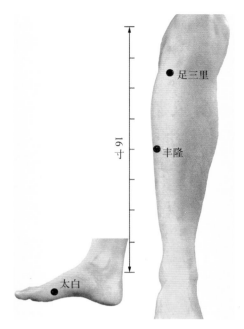

图6-13-9　足三里、丰隆、太白

（二）血燥型（干性）

1.主要证候

除有上述症状外，病程为慢性经过，皮肤粗糙瘙痒，头皮干燥皮屑多，大便干燥，舌红，苔薄，脉数。

2.经络治疗

毫针：大椎、风池、风府；列缺、合谷、曲池；膈俞、肺俞、肝俞；风市、血海、阳陵泉、三阴交。每次每组取穴1~2个。针行平补平泻。

穴位注射：自血疗法。取曲池、风池穴，维生素B_6注射液，每穴推注1毫升，隔日1次，7次为1个疗程。

皮肤针：胸椎5~12两侧，后颈部，大椎，风池，曲池，膈俞，血海。

耳针：肝、肺、神门、内分泌、风溪。

刮痧：肘窝区、腋窝区、颈椎 1~7 及其两侧。

按摩：下肢肝经，上肢肺经。

穴位敷贴：丹参、紫草、当归、防风各 10 克，研细末，麻油调，敷贴于大椎，肺俞。

3. 常用方药

凉血消风散：生地 15 克、当归 12 克、荆芥 3 克、蝉蜕 6 克、苦参 6 克、白蒺藜 12 克、知母 12 克、生石膏 20 克、甘草 4 克。

中成药：神应养真丹。

外用剂：紫草、当归各等量，煎水，外洗患处。

【预后与防治】

1. 饮食宜忌

限食高糖食品、动物性脂肪、刺激性（如生葱、生蒜、浓茶、酒、咖啡等）饮食。饮食宜清淡，多食新鲜水果、蔬菜、豆制品等。

2. 生活起居

①保证生活起居规律、充分睡眠、大便通畅。

②避免精神紧张，压力大。

③保持皮肤清洁，不宜搔抓。

④不可用热水洗烫皮肤及用碱性大的洗涤品，以中性硫磺药皂为宜。不可洗头过勤。

3. 生活美容护理

尽量减少化妆；不用油腻滋润的护肤品。

十四、脂溢性皮炎的针灸治疗

脂溢性皮炎主要表现是好发于多脂区皮肤的亚急性或慢性皮炎。表现为面部鼻唇沟、眉弓、口周、发际、耳后，以及上胸、腋窝、外阴等皮脂腺较丰富的部位出现红斑或红色小丘疹，表面油腻伴有淡黄色油痂或灰白色鳞屑，自觉瘙痒。

【诊断关键】

表现为面部鼻唇沟、眉弓、口周、发际、耳后以及上胸、腋窝、外阴等皮脂腺较丰富的部位出现红斑或红色小丘疹，表面油腻伴有淡黄色油痂或灰白色鳞屑，自觉瘙痒。

【辨证施刺】

（一）热盛风燥型

1. 主要证候

红斑表面较多灰白色秕糠状鳞屑，皮肤粗糙，瘙痒明显，入冬皮疹加重。大便干结，舌红，苔薄黄，脉弦。

2. 经络治疗

毫针：①大椎、风池、风府；②曲池、支沟、列缺、鱼际、合谷；③肺俞、膈俞、肝俞、脾俞；④风市、血海、阳陵泉、太冲、行间、内庭。每次每组取穴 1~2 个。针行平补平泻。

穴位注射：取曲池、血海穴，当归注射液每穴每次推注 1 毫升，隔天 1 次，7 次为 1 个疗程。也可以自血疗法。

皮肤针：胸椎 5~12 两侧，后颈部，大椎、风池、曲池、膈俞、血海。

耳针：风溪、肺、肝、心、大肠、三焦、肾上腺、皮质下、内分泌。每次取穴 3~5 个。

刮痧：肘窝区、腋窝区、颈椎 1~7 及其两侧。

按摩：肺经、胃经。

穴位敷贴：丹参、紫草、当归、防风各 10 克，研细末，麻油调，敷贴于大椎、肺俞、风市、血海。

3. 常用方药

消风散：当归、知母、苍术、炒牛蒡子、木通各 10 克，生地黄、煅石膏、胡麻各 12 克，蝉蜕、荆芥各 6 克，甘草 4 克。

中成药：神应养真丹。

外用剂：白芷、零陵香各等份，研细末，用麻油调搽患处。

（二）湿热蕴阻型

1. 主要证候

皮疹较鲜红，油腻明显或伴有糜烂；滋流黄水，瘙痒，大便不爽黏滞，舌红苔黄腻，脉滑数。

2. 经络治疗

毫针：风池、风府、太渊、列缺；脾俞、肝俞、胆俞；阳陵泉、阴陵泉、太白。每次每组取穴 1~2 个。针行泻法。

穴位注射：取足三里、合谷穴，用丹参注射液，每次每穴 1~2 毫升。

皮肤针：同湿热型皮脂溢出。

耳针：脾、肝、胆、大肠、三焦、内分泌、肾上腺。

刮痧：肺俞、脾俞、肝俞；曲池、合谷；丰隆、三阴交。

按摩：腹部，下肢胃经、脾经、胆经循经。

3. 常用方药

泻黄散加减：藿香、佩兰、赤茯苓、生苡仁、茵陈蒿、泽泻各 12 克，炒黄连 3 克，炒黄芩、羌活各 6 克，桑叶、杭菊花各 10 克。

中成药：龙胆泻肝口服液。

外用剂：同湿热型皮脂溢出。

（三）阴虚内热型

1. 主要证候

皮疹呈暗红色，反复发作，伴有脱屑或油腻，口干，心烦，失眠多梦，大便干结，舌红少苔，脉细数。

2. 经络治疗

毫针：①风池、风府；②内关、劳宫、神门、鱼际；③心俞、肾俞、肝俞；④阴陵泉、足三里、三阴交、太溪、复溜、太冲、行间。每次每组取 1~2 个穴位。针行平补平泻。

穴位注射：足三里、肾俞、太溪。丹参注射液每次每穴 1 毫升，每日 1 次，10 天为 1 个疗程。

皮肤针：后颈部，胸椎 9~12 两侧，腰骶部，内关，期门、三阴交。

耳针：心、肝、肾、神门、交感、内分泌。

刮痧：后颈部，腰骶部，小腿内侧，风池，三阴交，肾俞。

按摩：头部，上肢心包经，下肢肾经、肝经，脚部。

3. 常用方药

二至丸加减：女贞子、旱莲草各 20 克，知母、黄柏、丹皮各 10 克，麦冬、生地黄、茯苓各 15 克，白芍 12 克，甘草 3 克。水煎服。

中成药：知柏地黄丸。

外用剂：地榆、连翘、甘草、艾叶、丹皮、黄芪各 20 克。上药用水 1000 毫升，煎两次后，滤液混合。油性明显者，冷湿敷患处，每天 3 次，每次 20 分钟。干性明显者，外搽患处，每天 3 次。

【预后及防治】

1. 饮食宜忌

①不宜进食辛辣燥热、油炸煎炒、香浓兴奋、刺激性强以及肥甘甜腻的食物：辣椒、姜、蒜、花椒、八角、茴香、浓茶、烟酒、咖啡、动物脂肪等等。

②不可暴饮暴食，应节制饮食。

③适当增加蔬菜、水果的摄入。保证大便的畅通。

2. 生活起居

①忌用热水。

②瘙痒明显时可用硫黄浴、麦糠浴、矿泉浴。

③充分睡眠，情绪平稳。

3. 生活美容护理

脂溢性皮炎不宜做一般的皮肤护理，尤其不宜面部按摩、蒸面和化妆。可使用功能性的护肤品，比如：抑制螨虫、抑菌消炎、镇静抗敏等。

十五、化妆品皮炎的针灸治疗

化妆品皮炎是接触性皮炎的一种，是皮肤接触某些化妆品后，在接触部位所发生的急性炎症。

【诊断关键】

一般发病较急，轻者局部仅有充血，表现为轻重不等、边界清楚的淡红或鲜红色斑块。重者在红斑基础上发生丘疹、水疱或糜烂、渗出。如皮炎发生于眼睑，水肿会异常明显。皮炎过后往往遗留色素沉着。

【辨证施刺】

停用可疑化妆品，清洁局部是治疗的基础。症状明显者可以参考以下治疗：

（一）瘙痒型

1. 主要证候

化妆品用后即感局部皮肤瘙痒、灼热或疼痛，皮疹轻微，舌脉变化不明显，属于风热血热。

2. 经络治疗

停用化妆品，一般可以不做处理。

毫针：大椎、风池；鱼际、曲池、合谷；血海、委中、风市、三阴交。每次每组取穴 2 个。针行泻法（图 6-15-1~6）

皮肤针：胸椎 3~12 两侧，大椎、风池、曲池、外关、血海、委中。采用中等度刺激。

耳针：神门、肺、风溪、肾上腺。

刮痧：颈椎 4~胸椎 7 及其两侧，肘窝区，腋窝区，小腿内侧区，足背区。按上述循序依次刮痧至出现潮红的痧痕。

按摩：避免面部按摩。按摩上肢肺经心包经。

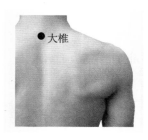
图 6-15-1　大椎

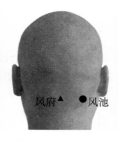
图 6-15-2　风池

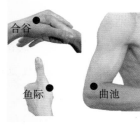
图 6-15-3　鱼际、曲池、合谷

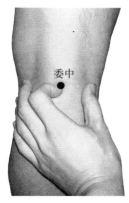
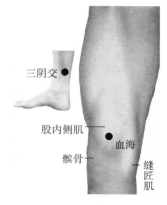
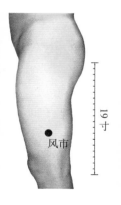

| 图 6-15-4　委中 | 图 6-15-5　血海、三阴交 | 图 6-15-6　风市 |

3. 常用方药

消风散：当归 6 克，生地黄 6 克，防风 6 克，蝉蜕 6 克，知母 6 克，苦参 6 克，胡麻 6 克，荆芥 6 克，苍术 6 克，牛蒡子 6 克，生石膏 9 克，甘草 3 克，木通 3 克。

中成药：防风通圣丸。

外用剂：苦参、白鲜皮、白蒺藜、土茯苓、地榆各 15 克，枯矾 20 克。水煎煮后，外洗患处。

（二）皮炎型

1. 主要证候

皮损较严重，局部出现红斑、肿胀、丘疹、水疱甚至糜烂渗液，大便不通，小便黄赤，舌红赤，脉弦数。

2. 经络治疗

毫针：①大杼、风门、大椎、风池；②肺俞、心俞、膈俞；③鱼际、曲池、合谷；④血海、委中、风市、三阴交。每次每组取穴 1~2 个。针行泻法。伴有大小便改变者加足三里、上巨虚、支沟。

皮肤针：脊柱两侧，重点叩打胸部、腰部；大椎、曲池、合谷、足三里，采用中等度刺激。

耳针：神门、肺、风溪、肾上腺。

刮痧：同"瘙痒型"。

按摩：避免面部按摩；可按摩上肢肺经、心包经。

3. 常用方药：

皮炎汤：生石膏 30 克，生地黄 30 克，丹皮 10 克，赤芍 10 克，知母 10 克，银花 10 克，连翘 10 克，竹叶 6 克，生甘草 10 克。

中成药：渗出、热象明显者用龙胆泻肝口服液。

外用剂：糜烂渗液明显者方用：大黄、苦参、枯矾、五倍子各 30 克，黄柏、芒硝、荆芥各 12 克，甘草 15 克。水煎煮，取药水放凉后，湿敷患处。

（三）色素沉着型

1. 主要证候

面部皮炎之后遗留色素沉着，或长期使用某种化妆品后渐渐出现色素沉着，严重者可形成皮肤黑变病，皮肤外观粗糙变厚。

2. 经络治疗

毫针：①颧髎、下关、太阳；②合谷、内关；③足三里、三阴交、太冲。每次每组取穴 1~2 个。针行平补平泻。可配合艾灸或拔罐。

穴位注射：足三里、曲池穴，用丹参注射液穴位注射，每穴 1 毫升。

皮肤针：轻轻叩刺色斑局部。下肢胃经、肝经。

耳针：肺、肝、肾、内分泌、面颊。

刮痧：同黄褐斑。

按摩：面部。上肢肺经，下肢胃经、肝经。

3. 常用方药

桃红四物汤加减：当归、川芎、桃仁各 9 克，赤芍 12 克，益母草、鸡血藤、丹参、干地各 15 克，甘草 5 克。

外用剂：麦冬、白及、白芷、白蒺藜、牵牛子各等份研末，加水调匀外敷面部，每晚 1 次，每次 30 分钟。

（四）痤疮型

1. 主要证候

前额、两颊和下颌部出现多数黑头粉刺、红色小丘疹，多数和化妆品偏于油腻、污染、过期有关。

2. 经络治疗

轻者不需治疗，停用化妆品，保持面部清洁即可。重者同"痤疮"治疗。

3. 常用方药

验方：蒲公英、生石膏、黄芩、金银花、山栀子、车前仁、连翘、生甘草。适用于重证。

中成药：清解片每次5片，1日3次，轻者有效。

外用剂：①用育篱散以冷开水调成糊状外敷，并随时用水湿润，不使干燥。②蒲公英或野菊花30g，煎汤待稍冷后湿敷。③三黄洗剂外搽，1日4~5次。④流汁结颠者，用青篱膏外搽，1日3~4次。

【预后及防治】

1. 饮食宜忌

发病期间，不宜食用腥发动风、辛辣刺激热性的食物，饮食要清淡，保证大便畅通。

2. 生活起居

每用新的化妆品之前，应做简单的皮肤敏感测试：取大腿内侧、上臂内侧或耳垂后皮肤薄嫩处，涂擦化妆品，做24小时观察。对一些具特殊用途的化妆品，如脱毛、防晒、祛斑、除臭、美乳等剂型应少用或不用，如需使用，务必严格按照说明书使用，千万不要滥用这类化妆品。

3. 生活美容

发病期间停用一切化妆品。皮肤护理时可用镇静、抗敏感系列。

4. 预防措施

预防化妆品皮炎，避免使用化妆品带来苦恼，关键在于能否恰当选购和正确使用化妆品，下面几点可供参考。

（1）使用某种化妆品，若感觉良好且又很适宜，那么就不必随意更换品种。

（2）使用化妆品时，已发生理痒、红肿色素变化等不良现象，应立即停用医生协助找出过敏因素，并听取医生意见，不用或改用其他化妆品。

（3）使用化妆品宜轻描淡抹，最好不要同时使用多种化妆品。儿童及婴幼儿皮肤嫩，不宜经常使用化妆品。

选购化妆品时应注意：

（1）结合自己皮肤特点、季节、外界环境等选购恰当化妆品膏或乳类、蜜类护肤品；冬季，皮肤干燥宜选用油性护肤品。

（2）辨别商品优劣：目前市场上有一些化妆品冒充名牌。也有一些劣质产品，利用广告与艳丽夺人的包装，以劣充优，这些产品有的没有厂名地址，对这类化妆品应敬而远之。另外，选购化妆品时若发现有气泡、异味、颜色不均匀或有杂质等现象，表明该化妆品已变质或被污染，千万不要购买。

十六、面神经麻痹的针灸治疗

面神经麻痹，又称口喎、口僻，俗称歪嘴风、吊斜风，与眼斜并见者称口眼喎斜，任何年龄均可发病，但以青壮年多见。起病突然，常在睡眠醒来时发现一侧面部表情肌瘫痪，前额皱纹消失，眼裂扩大，鼻唇沟平坦。口角下垂，面部被牵向健侧。面部不能作皱额、蹙眉、闭目、露齿、鼓颊和噘嘴等动作，闭目不紧，露睛流泪，进食咀嚼时食物常潴留在患侧齿颊之间，饮水、漱口时水由患侧口角漏出。少数病人初起有耳后、耳下及面部疼痛。严重时，还可出现患侧舌前 2/3 味觉减退或消失，听觉过敏，病侧乳突部疼痛，耳郭部和外耳道感觉迟钝，以及病侧面部出汗障碍等。

【诊断关键】

1. 根据起病形式和临床特点，诊断并不困难。

2. 本病应与中枢性面神经麻痹相鉴别，后者仅表现为面下部瘫痪，面上部不受影响。病者鼻唇沟浅，不能鼓腮、露齿，但能皱额、蹙眉，闭眼受影响亦较少，且多伴有偏瘫、失语。

3. 本病尚需与急性感染性多发性神经根炎引起的面神经麻痹以及后颅窝炎症、肿瘤所致的面神经麻痹等相鉴别。

【辨证施刺】

1. 风邪外袭

症状：突然口眼㖞斜，面部感觉异常，耳后隐痛，或伴恶寒发热，头痛骨楚。舌淡红，苔薄白或薄黄，脉浮数或浮紧，亦有见弦细脉象者。

治法：祛风通络法。

处方：大椎、攒竹、翳风、廉泉、地仓、颊车、合谷、阳白、四白（图 6-16-1~5）

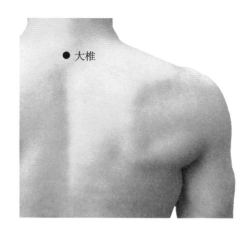

图 6-16-1　大椎

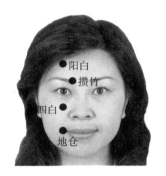

图 6-16-2　攒竹、地仓、四白、阳白

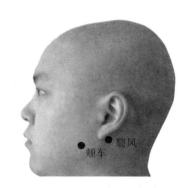

图 6-16-3　翳风、颊车

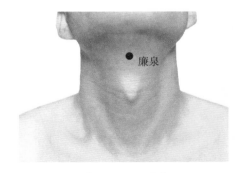

图 6-16-4　廉泉

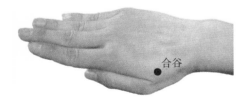

图 6-16-5　合谷

操作：左病针左，右病针右。初期用泻法；后期用补法。上述穴位，可用电针，每次 20 分钟左右，采用疏波或断续波，以肌肉出现节律性收缩为度。适用于早期、中期患者。

2. 虚风内动

症状：口眼㖞斜，面部麻木或有板紧之感，面肌瞤动，每于情绪激动或说话时发生口眼抽动，或闭目难睁，舌质淡，苔薄白或少苔，脉弦细。

治法：养血息风法。

处方：颊车、地仓、迎香、攒竹、太阳、人中、承浆、四白、颧髎、风池、足三里。

操作：㖞左针左，㖞右针右。颊车向地仓斜刺，地仓向迎香透刺，迎香向四白透刺，四白向颧髎透刺，颧髎向地仓透刺，刺激宜轻，留针 30~60 分钟，并加艾条温灸。风池针用泻法，足三里补法加灸。

【其他疗法】

单提按压疗法

处方：患侧局部穴位。

操作：在患侧划出经纬线各 4 行，根据各线的循经穴位进行按压。运用腕力，由轻到重地按压，以患者能耐受为度，如此按经纬线逐穴按压 1 分钟。每日 2 次，上午按压经线穴位，下午按压纬线穴位。

【预后及防治】

1. 避免冷风侵袭，注意面部保暖。如值冬令，外出戴口罩。

2. 急性期、初期不宜食用肥甘厚腻、不宜消化、烟酒辛辣刺激的食物；舌苔白厚，畏寒怕风者可适当进食温热之品。

3. 嘱患者自行按摩瘫痪的面肌，每次 5~10 分钟，每日数次。并可在局部用毛巾作湿热敷，每次 10 分钟，每日 2 次，注意温度不要过高，以免烫伤。

4. 保护暴露的角膜及防止发生结膜炎，可采用眼罩，白天滴眼药水，临睡前涂金霉素眼药膏。

【验案举例】

赵某，女，42 岁，初诊于 1986 年 9 月 14 日。口眼㖞斜已 20 余天，中西药物治疗未效。数月以来颧红潮热，头晕时痛，耳鸣目眩，腰膝酸软，口咽干燥，舌红、少苔、乏津，脉弦细数，口角向左㖞斜，右侧面部表情丧失，右眼不能闭合。诊为面瘫，证属阴虚阳亢生风证。取穴：阳白透鱼腰、太阳、四白、迎香、颊车、地仓、合谷（除合谷外，其余腧穴均取患侧）。操作：针用平补平泻法，留针 20 分钟，间断行针。治疗 3 次，口眼㖞斜、

头晕痛、耳鸣目眩稍减。守原方连续针刺 16 次，口眼恢复正常，诸症消失而愈。(《针灸辨证论治验方》)

十七、面肌痉挛的针灸治疗

面肌痉挛又称半面痉挛和面肌抽搐，系指一侧面部肌肉不自主、不规则的阵发性抽搐，属于中医学"痉证""颜面抽搐"范畴，是邪气久留经脉致气血瘀阻，脉络、肌肤失养而成。轻者仅限于眼周抽动，甚者牵动面部和口角，严重者可波及整侧面部。一般多发生于一侧，两侧发病者少见。精神紧张、过度疲劳及睡眠不足可加重病情。多发生于中年及老年人，尤以妇女多见。

【诊断关键】

1. 面肌痉挛最先发生在眼轮匝肌，逐渐扩散到面部口角肌肉及颈阔肌，以偏侧为多见。痉挛最初为间歇性，以后为频繁痉挛，在情绪紧张、疲劳等情况下加剧，入睡后痉挛消失。

2. 无神经系统其他阳性体征，少数患者病程晚期出现患侧面肌轻度瘫痪。

【辨证施刺】

治则：濡养经筋，息风止痉。

处方：阿是穴、攒竹、四白、颧髎、地仓、风池、合谷、太冲（图 6-17-1~4）

操作：每次选用 3~5 穴，阿是穴选用面肌震颤的中心部位。四肢穴位用催气、行气手法使针感向病所传导，面部穴位用 1.5 寸长毫针沿皮浅刺，施以补法或平补平泻法。留针 40 分钟，隔日 1 次，20 次为 1 疗程。

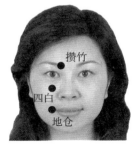

图 6-17-1　攒竹、四白、地仓

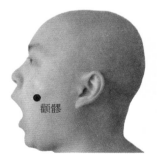

图 6-17-2　颧髎

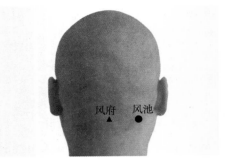

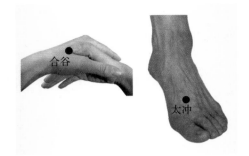

图 6-17-3　风池　　　　　　　　图 6-17-4　太冲、合谷

【其他疗法】

腕踝针疗法

处方：腕4、6区在上4、上6处。

操作：常规消毒后，采用30号1.5寸毫针，拇、食指固定针柄，中指紧贴针身，与皮肤呈15°角快速进入皮下，针尖朝近心端，针体贴近皮肤表面，针体沿皮下浅表层刺入约1.4寸，用胶布固定针柄，留针60分钟，每日1次，左右手交替使用，5次为1个疗程。

【预后及防治】

1. 保持心情舒畅，避免紧张、愤怒等不良情绪因素。

2. 注意生活有规律，保证睡眠，劳逸适度。

3. 此病治疗效果较慢，应持之以恒，并与医生密切配合。

4. 经常自行用手按摩抽搐的面肌，每次5~10分钟，每日数次。

【验案举例】

王某，女，39岁，初诊于1977年4月21日。面部左侧肌肉痉挛数月，中西药物疗效不佳。痉挛甚时，将口角拉向患侧，正痉挛时说话困难。伴颧红潮热，头晕耳鸣，五心烦热，腰膝酸软，口苦咽干，舌红、少苔、乏津，脉弦细数。诊为面积痉挛，证属阴虚阳亢生风证。取穴：太阳、迎香、颊车、合谷（健侧）、三阴交、肾俞、太溪、行间。操作：三阴交、太溪针用补法；肾俞针用泻法；余穴针用平补平泻法，诸穴持续行针数分钟出针。治疗2次未效。第3次后，痉挛次数减少，程度减轻。15次后，面肌痉挛及余症明显减轻。停针数日，又针数次，痉挛及诸症消失，但坚持针完第2个疗程。数月之后追访，疾未再发。(《针灸辨证论治验方》)